脑出血患者用药宜与忌

杨　玺　编著

金盾出版社

内容提要

本书简单介绍了脑出血的一般知识，包括脑出血的概念、病因、临床表现、诊断、危害性及防治脑出血中的宜与忌，详细叙述了脑出血急性期的急救治疗，脑出血急性期的药物治疗，脑出血的中医中药治疗，脑出血恢复期的用药，脑出血并发"三高症"的用药，脑出血后遗症的用药等。其内容新颖、系统、实用，适合广大读者，尤其适合脑出血患者阅读，同时对临床医生也有一定的参考价值。

图书在版编目(CIP)数据

脑出血患者用药宜与忌/杨玺编著．—北京：金盾出版社，2016.12(2019.4 重印)

ISBN 978-7-5186-0966-6

Ⅰ．①脑… Ⅱ．①杨… Ⅲ．①脑出血—用药法 Ⅳ．①R743.340.5

中国版本图书馆 CIP 数据核字(2016)第 153322 号

金盾出版社出版、总发行

北京太平路 5 号(地铁万寿路站往南)

邮政编码：100036 电话：68214039 83219215

传真：68276683 网址：www.jdcbs.cn

北京万友印刷有限公司印刷、装订

各地新华书店经销

开本：850×1168 1/32 印张：5.25 字数：157 千字

2019 年 4 月第 1 版第 2 次印刷

印数：4 001～7 000 册 定价：16.00 元

前言

脑出血又称脑溢血，是指脑实质内的出血。脑出血起病非常突然，是出血性中风最多见的一种，约占95%。其致死率、致残率很高，是严重威胁人类健康的疾病之一。脑出血急性期治疗用药的目的是防止继续出血，减轻脑水肿，防治并发症，维持生命体征，挽救患者的生命，减少残疾，防止复发。

脑出血恢复期的用药包括预防性用药，如抗血小板药等；针对病因用药，如高血压、糖尿病、血脂异常等。脑出血后遗症期间的用药包括继续用抗血小板药、改善脑循环及脑代谢的中西药治疗，继续控制高血压、糖尿病和血脂异常等。脑出血并发症包括血管性痴呆、抑郁和癫痫，其治疗的关键是对基础疾病的控制，并适当配合对症治疗。

为了使广大群众能够更多地了解和掌握脑出血的用药知识，我们精心编著了《脑出血患者用药宜与忌》一书，适宜广大群众及脑出血患者阅读，希望能够成为大家的益友。但在用药过程中一定要遵医嘱，若有问题随时向医师请教，不可盲目行事，以免引起不必要的麻烦，甚至带来一些不良后果。

本书内容深入浅出、通俗易懂、防治结合、以防为主、重点突出。在写作方面力求集科学性、知识性、趣味性、实用性于一体。然而，由于笔者水平所限，缺点、错误在所难免，敬请读者不吝指正。

杨　玺

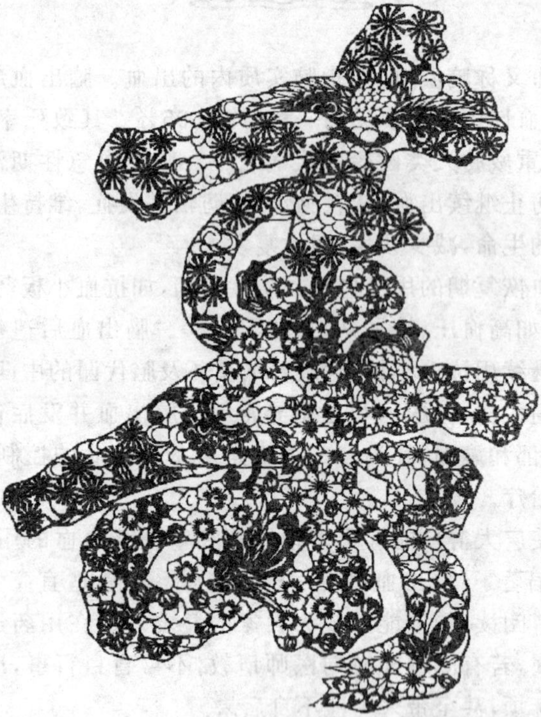

目 录

一、脑及脑血管的一般知识

1. 脑是人体的司令部 …… 1
2. 脑动脉的解剖特点 …… 2
3. 脑血管及脑供血的特点 …… 2
4. 脑动脉硬化是脑中风的前提 …… 3
5. 血栓是动脉血管内的“流窜犯” …… 4

二、脑出血的基本常识

(一)脑中风一般知识 …… 6
1. 脑中风名称知多少 …… 6
2. 脑中风家族的 6 个成员 …… 6
3. 脑出血是脑中风最凶险的类型 …… 8
(二)脑出血一般知识 …… 9
1. 高血压最危险的并发症是脑出血 …… 9
2. 高血压患者为何易发生脑出血 …… 10
3. 什么是高血压性脑出血的微动脉瘤学说 …… 10
4. 脑出血的一般分型 …… 11
5. 脑出血的早期信号 …… 11
6. 脑出血的临床表现 …… 12
7. 高血压性脑出血的部位不同临床表现各异 …… 13
8. 脑出血时会引起头痛吗 …… 14
9. 高血压性脑出血首选头颅 CT 平扫检查 …… 14

10. 脑出血的诊断 …… 15
11. 脑出血的初步定位诊断 …… 16
12. 容易与脑出血混淆的疾病 …… 17
13. 脑血栓与脑出血的鉴别 …… 18
14. 脑出血的临床分期 …… 19
15. 脑出血急性期的并发症 …… 20
16. 脑出血的预后 …… 21
17. 判断脑出血预后的指标 …… 22
18. 高血压性脑出血者病死率的影响因素 …… 23
19. 低血压者也需提防脑出血 …… 24
20. 不宜认为只有高血压的人才会脑出血 …… 25

三、脑出血急性期的急救治疗

1. 脑出血正确的现场急救 …… 27
2. 救治脑出血的具体方法 …… 28
3. 急性脑出血的急救原则 …… 29
4. 脑出血的一般治疗 …… 29
5. 脑出血的综合治疗 …… 30
6. 脑出血急性期并发症的处理 …… 33
7. 微创是治疗脑出血的最佳方法 …… 34
8. 脑出血能进行高压氧治疗吗 …… 35
9. 头部降温是脑出血急救的关键措施 …… 35

四、脑出血急性期的药物治疗

(一)脑出血的降颅压治疗 …… 37
1. 常用的脱水药 …… 37
2. 宜知脑出血时应用脱水药原则 …… 38
3. 宜知降颅压的良药——甘露醇 …… 39
4. 急性脑出血用不用甘露醇 …… 40

5. 宜知甘露醇降颅压有讲究 …… 42
6. 脑出血患者应用甘露醇的注意事项 …… 43
7. 脑出血急性期宜慎用高渗糖 …… 45
(二)脑出血的降压治疗 …… 45
1. 高血压性脑出血降压宜慎重 …… 45
2. 脑出血伴高血压患者降压治疗不宜太急 …… 47
3. 对脑出血患者进行降压治疗是否正确 …… 47
4. 脑出血时为何有时不降血压 …… 49
5. 宜知控制好血压等于防止再出血 …… 49
(三)脑出血止血药的应用 …… 50
1. 常用的止血药 …… 50
2. 高血压性脑出血是否应用止血药 …… 51
3. 脑出血患者应用止血药有讲究 …… 52
(四)脑出血慎用或忌用的药物 …… 53
1. 脑出血患者宜慎用硝酸甘油 …… 53
2. 脑出血患者忌用溶栓药 …… 53
3. 脑出血患者忌用抗凝药和改善脑血循环药 …… 54
4. 脑出血患者忌用血管扩张药 …… 54
5. 脑出血急性期禁用阿司匹林 …… 55

五、脑出血的中医中药治疗

1. 脑出血患者的中医治疗 …… 56
2. 中药脑血通能干预治疗急性脑出血 …… 57
3. 脑出血患者宜用活血化瘀中药 …… 57
4. 脑出血患者宜用安宫牛黄丸 …… 58

六、脑出血恢复期的用药

(一)脑出血患者恢复期的常规用药 …… 59
1. 脑出血恢复期的用药治疗 …… 59

2. 脑出血康复期常用的促进脑细胞功能恢复药物 ………… 60
3. 脑出血恢复期常用的中成药 ………………………………… 61
4. 脑出血恢复期用药有讲究 …………………………………… 62
5. 脑出血恢复期用药忌“一短三乱” ………………………… 63
6. 脑出血恢复期患者伏天忌停药 …………………………… 63
7. 忌认为偏方能治好病 ………………………………………… 64
8. 忌盲目选择药物 ……………………………………………… 64
9. 忌奢望有特效药 ……………………………………………… 64
10. 忌有病乱投医且不合理用药 …………………………… 65
11. 忌“头痛医头，脚痛医脚” ………………………………… 65
12. 不宜认为用药品种越多越好 …………………………… 66
13. 不宜认为少服几次药没关系 …………………………… 66
14. 不宜中途停药 ……………………………………………… 67
15. 不宜自己选用中成药 ……………………………………… 67
(二)脑出血患者恢复期慎用抗血小板药 ………………………… 68
1. 什么是抗血小板药物，常用抗血小板药有哪些 ………… 68
2. 抗血小板药对哪些心血管疾病有一定防治作用 ………… 68
3. 防治脑中风应重视脑血管检查和抗血小板治疗 ………… 69
4. 应用抗血小板药的禁忌证及注意事项 …………………… 69
5. 服用抗血小板药发生出血后如何处理 …………………… 70
6. 如何使用质子泵抑制药防止消化道出血 ………………… 70
7. 阿司匹林可能会引起脑出血 ……………………………… 70
8. 高血压患者服用阿司匹林是否增加脑出血的危险性 …… 71
9. 服用阿司匹林有讲究 ……………………………………… 72
10. 忌滥用阿司匹林 …………………………………………… 73

七、脑出血并发“三高症”的用药

(一)脑出血并发高血压的用药 ………………………………… 74
1. 高血压引起的脑出血患者是否需要一直服用降压药 …… 74

2. 高血压患者降压药的选择 …………………………………… 74
3. 沙坦类降压药的特点 ………………………………………… 75
4. 老年高血压患者应用降压药的基本原则 …………………… 76
5. 老年高血压患者宜学会正确使用降压药 …………………… 77
6. 服用降压药需坚持“五要三不要”原则 ……………………… 78
7. 宜选对降压药的服用时间 …………………………………… 79
8. 降压药宜早晨服用 …………………………………………… 79
9. 坚持用降压药保护心、脑、肾 ………………………………… 80
10. 降压药药效降低的原因 …………………………………… 81
11. 控制高血压等于控制脑出血 ……………………………… 82
12. 忌单纯药物治疗 …………………………………………… 82
13. 忌睡前服用降压药物 ……………………………………… 83
14. 忌不合理降血压 …………………………………………… 84
15. 不宜认为降压药服用越多血压降得越快越好 …………… 84
16. 不宜忽视降压药的不良反应 ……………………………… 85
17. 忌随意间断用药 …………………………………………… 85
18. 忌血压高时服药正常就停药 ……………………………… 86
19. 忌擅自停用降压药 ………………………………………… 86
(二)脑出血并发高血脂的用药 ………………………………… 88
1. 绿色调脂的关键 ……………………………………………… 88
2. 调脂药物的分类 ……………………………………………… 89
3. 辨证选用调脂中成药 ………………………………………… 89
4. 血脂正常的心脑血管病高危人群也宜用调脂药 …………… 91
5. 何时开始调脂治疗 …………………………………………… 92
6. 服用调脂药宜分清早晚 ……………………………………… 93
7. 调脂的首要目标是低密度脂蛋白 …………………………… 93
8. 调脂药见效需 2～4 周 ……………………………………… 94
9. 肝脏不好宜慎选调脂药 ……………………………………… 95
10. 服用调脂药宜知的六件事 ………………………………… 95

11. 老年患者调脂治疗宜个体化 …………………………… 96
12. 长期调脂治疗好处多多 ………………………………… 97
13. 脑中风患者血脂正常也要服用调脂药 ………………… 98
14. 脑中风后应尽早启动他汀类药物治疗 ………………… 98
15. 脑中风康复后用辛伐他汀效果好 ……………………… 99
16. 调脂药不宜与红霉素同服 ……………………………… 100
17. 不宜认为调脂药会引起脑出血 ………………………… 100
18. 调脂治疗忌随意停药 …………………………………… 101
(三)脑出血并发糖尿病的用药……………………………… 102
1. 口服降糖药的分类 ………………………………………… 102
2. 降血糖别忘保护胰岛功能 ………………………………… 103
3. 不同降糖药的降血糖作用也不同 ………………………… 104
4. 口服降糖药不宜随便服用 ………………………………… 105
5. 服用降糖药的三个原则 …………………………………… 106
6. 口服降糖药的服用要点 …………………………………… 107
7. 口服降糖药无效宜立即用胰岛素 ………………………… 108
8. 应用降糖药的注意事项 …………………………………… 108
9. 不同降糖药最佳应用时间 ………………………………… 109
10. 各类口服降糖药服用的时间有讲究 …………………… 110
11. 使用降糖药要注意保护肝肾 …………………………… 110
12. 应用降糖药要严防低血糖 ……………………………… 111
13. 老年患者要合理使用降糖药 …………………………… 112
14. 老年糖尿病患者降糖应慎用的降糖药 ………………… 113
15. 治疗糖尿病的达标标准 ………………………………… 114
16. 糖尿病性脑中风的防治原则 …………………………… 114
17. 治疗糖尿病性脑出血的药物 …………………………… 115
18. 不宜认为注射胰岛素会成瘾而拒绝胰岛素治疗 ……… 115
19. 要了解降糖药物的排泄途径和禁忌证 ………………… 116
20. 血糖降至正常后不宜擅自停药 ………………………… 117

八、脑出血后遗症的用药

(一)脑出血后遗症的基本知识…………………………… 118
1. 常见的脑出血后遗症 ………………………………… 118
2. 脑出血后遗症的病因 ………………………………… 118
3. 影响脑出血后遗症的因素 …………………………… 119
4. 脑出血后遗症的诊断检查项目 ……………………… 120
5. 不宜认为只有偏瘫了才是中风 ……………………… 120
6. 不宜放弃对脑出血后遗症的治疗 …………………… 121
(二)脑出血后遗症的用药…………………………………… 121
1. 脑出血后遗症的各种常规治疗方法 ………………… 121
2. 脑出血的康复治疗 …………………………………… 123
3. 治疗脑出血后遗症首选中药 ………………………… 125
4. 中医辨证论治脑出血后遗症 ………………………… 126
5. 治疗脑出血后遗症的中成药 ………………………… 127
(三)脑出血偏瘫的用药……………………………………… 127
1. 脑出血偏瘫患者肢体康复的原则和要点 …………… 127
2. 用于治疗脑出血偏瘫的中成药 ……………………… 128
(四)脑出血失语和吞咽困难的用药………………………… 130
1. 脑出血失语患者的语言恢复 ………………………… 130
2. 脑出血失语可用复语汤 ……………………………… 132
3. 脑出血后吞咽障碍的康复 …………………………… 132

九、脑出血并发症的用药

(一)血管性痴呆的用药……………………………………… 134
1. 什么是血管性痴呆 …………………………………… 134
2. 血管性痴呆的表现 …………………………………… 135
3. 血管性痴呆治疗不如预防 …………………………… 136
4. 血管性痴呆的预防措施 ……………………………… 137

5. 血管性痴呆宜以治疗脑中风为基础疗法 ………… 139
6. 血管性痴呆的治疗方法 ………………………… 140
7. 血管性痴呆的用药大追踪 ……………………… 141
8. 血管性痴呆宜中西药结合治疗 ………………… 142
(二)脑中风后脑萎缩的用药………………………… 143
1. 什么是脑萎缩 ………………………………… 143
2. 脑萎缩与老年痴呆症不是一回事 …………… 144
3. 脑中风是脑萎缩的元凶 ……………………… 145
4. 脑萎缩的临床表现 …………………………… 145
5. 延缓脑萎缩的“七把利剑” …………………… 146
6. B族维生素可能是延缓大脑萎缩的药物 ……… 147
7. 脑萎缩的中医治疗 …………………………… 148
(三)脑中风后抑郁症的用药………………………… 149
1. 脑中风患者易得抑郁症 ……………………… 149
2. 莫忽视脑中风后抑郁 ………………………… 150
3. 脑中风后抑郁症的药物治疗 ………………… 150
4. 脑中风后抑郁症的心理调治 ………………… 152
5. 不宜单纯依赖药物 …………………………… 152
(四)脑中风后癫痫的用药…………………………… 153
1. 脑中风与癫痫的关系 ………………………… 153
2. 脑中风后要防癫痫 …………………………… 154
3. 口服抗癫痫药物有哪些 ……………………… 155
4. 宜按癫痫发作类型选择药物 ………………… 155

一、脑及脑血管的一般知识

1. 脑是人体的司令部

脑是人体的神经系统中枢，是思想活动的摇篮，是人体的最高“司令部”。成年人脑的重量约为1 400克，占体重的2%～3%，约含140亿个神经细胞。脑是人体最复杂的器官，当眼、耳、皮肤、血管、肌肉等组织内的感觉器官受到内外环境的某种刺激后，它们就会发放神经冲动传入大脑皮质，通过大脑的分析与综合，使人能说、能听、能控制自己的行为情感和产生记忆。

脑位于颅腔内，经枕骨大孔与脊髓连续。脑发生于胚胎时期的神经管前部，由大脑、间脑、中脑、脑桥、小脑及延髓构成。通常延髓、脑桥和中脑合称脑干。神经管的骨腔，随各部脑的发育而变化，形成了大小不同的诸脑室。大脑分为左、右两个半球。它的表面凹凸不平，凸出的部分称为“脑回”，凹下的部分称为“脑沟”，大脑最表浅的一层称为大脑皮质，皮质下面的部分称为皮质下部。

大家都知道，脑是人体的重要器官，脑细胞的重量虽然仅占体重的2%左右，但脑的需氧量却占人体总需氧量的20%左右，因此有人称脑细胞是细胞中的“贵族”。脑的血液供应异常丰富，脑细胞每分每秒都在紧张地工作着，必须消耗大量的血氧和血糖来维持其正常的生理功能和生命活动，可是脑细胞有个致命的缺点，就是不能制造和储存任何营养物质，一切营养来源全靠“外援”——血液供应。因此，只有连续不断地向脑内输送血液，才能维持脑的正常功能。脑细胞最需要的营养物质是氧和葡萄糖。现已证实，脑细胞每分钟消耗的氧占全身的25%，消耗的葡萄糖占全身的20%，这么大量的氧和葡萄糖全部依靠血液输送到脑内，可以设想一旦出血或缺血，这条运输线中断了，受这条血管供应的脑细胞便会立刻缺氧、缺葡萄糖，脑细胞的功能将出现“故障”，甚至在几分钟内死亡；与此同时，“司令部”的指挥失灵，本来由其支配的身体器官也随之失去控制，就会出现相应的症状。

2. 脑动脉的解剖特点

大脑的血管比人体其他部位的血管更容易破裂出血和梗死，这是为什么呢？主要是由它本身的解剖特点所决定的。

(1)脑动脉的管壁结构与人体其他部位的血管不同。它的动脉壁内膜层厚，有较发达的弹力膜，而中层和外层壁较薄，没有弹力膜，因此脑动脉几乎没有搏动，这样可避免因血管搏动而影响脑功能。

(2)脑动脉不像其他部位的血管那样有静脉同行。脑静脉与颈静脉之间有静脉窦形成，它是颅内所特有的结构，这就构成了脑中风症状表现比较复杂多样。

(3)脑动脉细、长、弯曲度大，缺乏弹性搏动，所以它不易推动和排除随血液而来的栓子，而易发生脑栓塞。脑血管内膜厚、无搏动，又易导致胆固醇、三酰甘油等脂类物质沉积，使血管硬化，管腔狭窄，易形成脑血栓。另外，因脑动脉壁较薄，当血压突然升高时，又容易破裂出血。如支配基底节、内囊部位的大脑中动脉的分支——豆纹动脉破裂所引起的脑出血约占55%，因此被称为“出血动脉”。

3. 脑血管及脑供血的特点

从解剖角度来看，进入大脑的动脉可分为颈动脉和椎-基底动脉两大供血系统。颈动脉系统支配大部分大脑，而椎-基底动脉系统则分布在小脑、脑干和大脑的后部。脑血管的分布就像茂盛的大树一样，分支不计其数，而且越分越细。

颈动脉入颅后依次分出眼动脉、后交通动脉、脉络膜前动脉、大脑前动脉和大脑中动脉。椎动脉由两侧的锁骨下动脉发出，在第六至第一颈椎横突孔内上升，经枕骨大孔入颅后，在脑桥下缘联合成为基底动脉。基底动脉前行至中脑处又分为两条大脑后动脉。椎-基底动脉在颅内先后分出小脑后下动脉、小脑前下动脉、脑桥支、内听动脉、小脑上动脉等。两侧大脑前动脉之间由前交通动脉，两侧颈内动脉与大脑后动脉之间由后交通动脉连接起来，构成脑底动脉环(又称 Willis 环)。当此环的某一处血供减少或闭塞时，可互相调节血液供应。此外，颈动脉尚可通过眼动脉的末梢分支与颈外动脉的面、颞浅及脑膜中动脉的末梢分支相吻合。椎动脉与颈外动脉的末梢分支之间及大脑表面的软脑膜动脉间亦有多处吻合。脑底动脉环与颈动脉和椎-基底动脉相沟通，使两大动脉系统得以连通。它的作用非常重要，对调节、平衡上述两大动脉系统之间、大脑半球之间的血液供应，以及当此环某处血管狭窄或闭塞时从对侧得到血供，保证大脑的血液供应极为重要。

颈动脉系统，又称前循环，供应眼部及大脑半球前 3/5 部分(额叶、颞叶、顶叶及基底节等)。当发生脑中风时典型表现为偏瘫、感觉减退及视觉障碍，有时单瘫或失语；椎-基底动脉系统，又称后循环，供应大脑半球的后 2/5 部分(枕叶及颞叶的基底面、枕叶的内侧面及丘脑等)及小脑、脑干。当发生脑中风时，最常见的症状为复视、构音障碍、吞咽困难和眩晕。

4. 脑动脉硬化是脑中风的前提

动脉粥样硬化可发生在心、脑、肾、四肢及肠系膜等任何动脉部位，引起相应部位的种种病变。某些部位的动脉如发生粥样硬化，则犹如体内藏了一枚“定时炸弹”，一旦破裂或被阻塞，则可迅速置人于死地。如动脉硬化发生于心脏，即为冠心病，可发生心绞痛、心肌梗死等；发生在脑动脉，则易诱发脑梗死或脑出血(脑中风);发生在肠系膜动脉,可引起一系列腹部症状,严重者则会发生像上述那样的"腹中风";发生在四肢,则可诱发四肢动脉破裂出血等症状。

脑动脉硬化时,脑血管壁纤维组织增生,血管弹性减退或消失,脑血管管腔变窄,血流速度变慢,脑供血不足,继而造成脑细胞营养不良,代谢障碍,或管腔狭窄造成脑梗死,或硬化的血管破裂造成脑出血。因此,脑动脉硬化是脑中风的前提,预防和治疗脑动脉硬化是减少脑中风的重要措施。

动脉硬化是一种全身性疾病。但全身各处动脉的硬化程度是不一样的,各个部位动脉硬化的危害对健康的影响也不相同。全身有三处最危险的动脉硬化区:一是心脏动脉硬化;二是脑组织的动脉硬化;三是颈动脉硬化。人们知道,心脏动脉硬化可导致心肌梗死;脑动脉硬化可导致脑出血。那么,颈动脉硬化会导致什么后果?许多人可能还不甚了解。可以说,颈动脉硬化的危害不亚于心、脑部位动脉硬化。

颈动脉较粗大,血液直接供应脑组织和五官等重要器官。当颈动脉硬化时,如同两只手掐住了颈部,会造成脑组织缺血、缺氧,患者感到头晕、目眩、思维能力明显下降,时间长了会导致脑萎缩。若颈动脉硬化斑块脱落,会阻塞动脉血管,造成失明、偏瘫,甚至危及生命。由此可知,颈动脉硬化会严重降低人的生存质量,确属最危险的动脉硬化之一。

5. 血栓是动脉血管内的"流窜犯"

在人体,任何部位的血液循环系统内发生血液凝固,均称为血栓。血栓的形成有三个基本因素:一是血管壁的损伤;二是血流减慢;三是血液成分发生了改变(如高凝状态等)。对血栓形成最大的因素是血管壁的损伤,而动脉硬化又是引起血管壁损伤的最主要因素。动脉硬化斑块造成了血管壁结构的改变,并吸引血小板黏附于血管壁。血管狭窄和血黏度增高又导致血流变慢，进一步促使血小板的聚积。

附着在心脏或者动脉壁上的血栓，以及动脉硬化斑块，本身结构上很不稳定，在某些情况下会从管壁上脱落，成为伺机作案的“流窜犯”——栓子。栓子沿大动脉、中动脉、小动脉的方向顺着血液流动，当前方血管口径细到栓子不能通过时，栓子就被卡住了，于是造成动脉栓塞。栓塞处的动脉随即出现痉挛，使血管口径更小，栓塞更紧密。在栓子的后方，由于血流停滞，随即出现血液凝固，紧接着栓子形成血栓，犹如慧星的尾巴，逐渐延长，有时竟长达1米。如果栓子流窜到脑血管的分叉处，就可造成脑梗死或脑栓塞；流窜到心脏则可发生心肌梗死。

血管血栓形成分三个阶段（过程）：①血栓前状态（也称高黏血症）。在这一阶段可出现头晕、头痛、疲乏无力、记忆力降低、工作效率低、失眠等。而且具有血栓形成的重要危险因素。②附壁血栓。由于动脉硬化，血液黏度增高及血液流动速度缓慢，致使血液中的有形成分（如红细胞、纤维蛋白、胆固醇等）沉积在血管内膜上，造成血管腔狭窄，血流量减少，供血不足。如冠状动脉有附壁血栓，引起血管狭窄即称冠心病，就可出现各种症状，如心前区疼痛、心律失常等；如脑血管有附壁血栓（即狭窄），血流减少，产生明显的供血不足，除了有头晕、头痛症状外，同时会出现一侧肢体麻木、肌张力降低，而且逐渐加重，如在此期采取溶栓治疗，就可以防止脑血栓形成。当血管完全堵塞，血流完全中断，则会造成偏瘫、昏迷等严重后果。③血管血栓形成（即血管腔完全堵塞）。血管完全堵塞是因为在附壁血栓阶段未得到积极、有效的防治，导致血管完全堵塞，使血流中断，可出现昏迷、偏瘫等临床症状。

预防血栓形成，首先应解决血栓形成的三个因素及血栓形成中的血栓前状态和附壁血栓阶段，这样就可预防血栓形成和血管完全堵塞。

二、脑出血的基本常识

(一)脑中风一般知识

1. 脑中风名称知多少

脑中风、脑血管病、脑血管意外、脑卒中、卒中、脑梗死、腔隙性脑梗死、脑血栓形成、脑栓塞、脑出血、蛛网膜下隙出血、小中风、一过性或短暂性脑缺血发作(TIA)等,这些脑中风病名又多又乱,把很多人给搞糊涂了。它们之间有何不同?又有什么关系呢?

脑中风、脑血管意外和脑卒中的统称是中风(即中医的称呼)这三个名称都代表脑中风。脑中风按病损性质,可分为出血性和缺血性两类。其中,出血性脑中风又包括脑出血和蛛网膜下隙出血。缺血性脑中风包括脑梗死(分为脑血栓形成、脑栓塞、腔隙性脑梗死)和短暂性脑缺血发作(又称小中风和一过性脑缺血发作)。后者又包括颈内动脉系统短暂性脑缺血发作和椎-基底动脉系统短暂性脑缺血发作。

2. 脑中风家族的6个成员

在我国,脑中风的发病率是心肌梗死的8～10倍,死亡率是心肌梗死的3～5倍,是我国心脑血管疾病中的第一杀手。临床表现为患者突然昏倒、不省人事,伴发口眼歪斜、言语不利、半身不遂或无昏倒而突然出现半身不遂等症状。提起脑中风,人们都不陌生,一般人都知道它是严重威胁中老年人健康和生命的疾病,但很多人把它当成一种病。其实,脑中风包括如下6种病。

二、脑出血的基本常识

(1)脑出血:是脑内的血管破裂,血液溢出,是脑中风6种病症中最凶险者,死亡率和致残率相当高。它多发生于40岁以上的高血压病患者,起病急、来势猛,先剧烈头痛、频频呕吐,很快出现言语不清、昏睡、昏迷、半身不遂。重者鼾声如雷,呼吸深大,大小便失禁。治疗此病过去完全依靠内科疗法,近年来采用外科手术治疗,尤其是用立体定位进行手术清除血肿的方法,挽救了许多脑出血患者的生命。

(2)蛛网膜下隙出血:颅内血管破裂后血液流入到蛛网膜下隙所致。常见的病因是颅内动脉瘤、颅内血管畸形、高血压和动脉硬化等引起的脑动脉血管破裂,以青壮年多见。其起病急,有剧烈头痛、恶心、呕吐等症状,预后较好。若反复发生也可进行手术治疗。

(3)脑梗死:又名脑血栓形成,它是脑中风6种病症中发病率最高,占全部脑中风病例的50%以上,多发生在55～65岁的中老年人身上,男性多于女性。多在安静状态下起病,进展较慢,逐渐出现半侧肢体失灵,但神志清楚,预后比脑出血为好,一部分患者也会留有偏瘫等后遗症。

(4)脑栓塞:它与脑梗死差异很大。它的原发病不在脑内,而是身体其他部位(多为心脏及四肢血管)形成的栓子随血入脑,堵塞了脑血管。其起病急,有头痛、呕吐、意识不清、偏瘫等,发病年龄以20～40岁的中青年为多。

(5)腔隙性脑梗死:它是脑中风的新成员,在CT问世之前很难确诊,其主要特点是病变多而小。病理基础是在高血压和动脉硬化的基础上,脑深部的微小动脉发生闭塞,引起脑组织发生缺血性病变。症状轻微为其又一特点,一般人仅有注意力不集中和记忆力下降等表现。

(6)短暂性脑缺血发作:俗称小中风,它的病理基础也是在脑血管动脉硬化的基础上发生的,只不过病变程度轻一些,脑组织缺血时间短暂而已。它多发生在有动脉硬化或高血压病史的老年人身上，主要表现是手中物品突然落地、单瘫、偏瘫、单眼视力障碍、眩晕、耳鸣及吞咽困难等，但均很快消失，持续数分钟至1小时，最长不超过24小时。虽然其病情轻，发作时间短，却常是脑血栓和脑出血的先兆，一旦发现，不可忽视，应及早就医，认真治疗。

3. 脑出血是脑中风最凶险的类型

顾名思义，脑实质内的血管破裂，血液溢出，即为脑出血。脑出血发病率占所有脑中风的30%～40%。据流行病学调查，每年每10万人中约有24人首次发生脑出血。

脑出血大部分发生在大脑半球，约占80%，其余20%发生在小脑或脑干部位。脑出血患者几乎90%都有高血压。在动脉粥样硬化的基础上，由于长期血压升高，脑部硬化的小动脉形成粟粒大小的瘤状扩张，即微动脉瘤。当血压因某种原因突然进一步升高时，可引起动脉瘤破裂而发生脑出血。另外，逐渐硬化的血管壁弹性减退、脆性增加也是脑出血的主要原因。脑血管弹性越差，血压越高，发病的可能性也就越大。此外，少部分脑出血是由于高血压以外的其他病因引起，又称非高血压性脑出血；由高血压引起的脑出血称为原发性脑出血；由其他原因（如外伤、血液病等）所致脑出血，则称为继发性脑出血。

高血压脑出血多发生于气温骤变和寒冷季节，患者年龄多在40～70岁。此类患者常有高血压史或患有高血压病，多在活动中或突然受到刺激或过于激动时突然发作。常表现有意识障碍、偏瘫、失语、头痛、呕吐、抽搐、尿失禁等，如果是脑室出血则伴随高热但无定位症状。如果是脑干出血，患者突然昏迷，瞳孔缩小如针尖大小，预后很差。发病后血压明显升高，常在200/120毫米汞柱左右。目前认为头部CT扫描是诊断脑内出血最好的检查方法，磁共振检查对早期诊断的准确性不如CT扫描。

(二)脑出血一般知识

1. 高血压最危险的并发症是脑出血

脑出血是高血压病最严重的并发症之一，男性发病率稍高，多见于50～60岁的老年人，但年轻的高血压患者也可发病。高血压病常导致脑底的小动脉发生病理性变化，突出的表现是在这些小动脉的管壁上发生玻璃样或纤维样变性和局灶性出血、缺血和坏死，削弱了血管壁的强度，出现局限性的扩张，并可形成微小动脉瘤。高血压性脑出血就是在这样的病理基础上，因情绪激动、过度脑力与体力劳动或其他因素引起血压剧烈升高，导致已病变的脑血管破裂出血所致。其中豆纹动脉破裂最为多见，其他依次为丘脑穿通动脉、丘脑膝状动脉和脉络丛后内动脉等。高血压性脑出血有其特别的好发部位，据统计，55%在壳核(外囊)区，15%在脑叶皮质下白质内，10%在丘脑，10%在中脑桥，10%在小脑半球。而发生于延髓或中脑者极为少见。有时血肿扩大可破入脑室内，但一般不会穿破大脑皮质引起蛛网膜下隙出血。病理方面，血肿造成周围脑组织受压、缺血、脑梗死、坏死，同时伴以严重的脑水肿，易由此发生急剧的颅内压增高与脑疝。

临床特点为突然出现剧烈头痛，并且多伴有躁动、嗜睡或昏迷。血肿对侧出现偏瘫、瞳孔的变化，早期两侧瞳孔缩小，当血肿扩大，脑水肿加重，遂出现颅内压增高，引起血肿侧瞳孔散大等脑疝危象，出现呼吸障碍，脉搏减慢，血压升高。随后即转为中枢性衰竭。如出血量少时，血肿可以自行吸收消散，症状逐渐缓解。

根据高血压病史及临床特点，一般不难做出临床诊断。脑CT、磁共振扫描对诊断最有帮助，不但可以早期确诊，而且能够精确了解出血的部位、出血量、波及范围、有无脑室穿破及血肿周围脑组织情况。

2. 高血压患者为何易发生脑出血

一般认为，单纯的血压升高，并不足以引起血液外溢出血。有人观察到正常人脑动脉能耐受 200 千帕(1 500 毫汞柱)的压力而不发生血管破裂出血。有 80%以上的脑出血是由于高血压、动脉硬化引起，因此又有高血压脑动脉硬化性脑出血之称。

一方面，高血压既是动脉粥样硬化的原因之一，又可加速动脉粥样硬化的过程。硬化的血管壁变脆弱，易于破裂；硬化的血管壁弹性变差，易于形成动脉瘤等，为血管破裂奠定了病理基础。另一方面，高血压患者长期慢性血压增高，可导致脑动脉产生一些特殊的病理变化，如形成微小动脉瘤、导致小动脉壁形成动脉夹层等，可在血压骤然升高时破裂出血。

由此可见，高血压患者潜藏着发生脑出血的两大病理基础，一是脑动脉粥样硬化，二是微动脉瘤、动脉夹层等脑血管特殊病理性变化，就像埋下了两颗脑出血的“定时炸弹”，一旦血压骤升，就易发生脑出血。这也说明高血压病是脑出血的最主要原因，脑出血是高血压病的最严重并发症。所以，积极有效地防治高血压是预防脑出血的重要措施。

3. 什么是高血压性脑出血的微动脉瘤学说

虽然医学界对于有关高血压患者发生脑出血的原因和机制进行了大量研究，但至今仍然众说纷纭。其中被认为比较符合实际的是微动脉瘤学说。该学说认为，脑内小动脉的结构比身体其他器官中的动脉薄弱，在高血压的不断冲击和作用下，管壁就隆起形成细小的膨出(即动脉瘤)；在过度用力、激动等情况下，血压骤升就可能冲破这些膨出的部位，从而发生脑出血。高血压性脑出血发生前多无先兆。通常是在情绪激动、过度用力、过度疲劳等情况下突然发病，少数在休息或睡眠中发生。发病急骤，患者突然感到剧烈头痛、恶心、呕吐，往往在数分钟至数小时内病情发展到高峰。不同的出血部位、出血量和机体反应导致各种各样的临床表现。比较典型的是出血部位对侧瘫痪肢体的感觉减退，对侧同向偏盲（两眼出现对侧一半的视野看不见），不同程度的意识障碍，脉搏缓慢，呼吸深慢等。如出现血压下降、脉搏浅慢、呼吸不规则、消化道出血、四肢瘫痪等症状，则预示着病情危重。最凶险的是脑干与小脑出血及大脑内的大量出血，可因破坏大脑中的生命中枢而造成死亡。另一些出血量小，或出血尚未破坏重要结构的病例，因表现不典型，而容易被误诊、漏诊，得不到及时有效的治疗，导致出血扩大或再次出血，使得本来可以缓解的病情进一步加重。

4. 脑出血的一般分型

(1)自发性脑室内出血：是指非外伤性因素所致的颅内血管破裂，血液进入脑室系统。

(2)外伤性脑室内出血：因暴力作用在额或枕部，使脑组织沿前后方向猛烈运动时，脑室壁产生剪力变形，撕破室管膜血管或是外伤性脑实质内血肿，破入脑室而引起。

5. 脑出血的早期信号

虽然脑出血起病较急，发病时间只有数分钟或数小时，但脑出血还是有其逐步发展演变过程的。在起病初期会或多或少表现出一些异常情况，即出现一些有预兆的前驱表现。在发生脑出血的患者中，50%有先兆症状。先兆症状出现后的第一年内发生脑出血的危险性很大，尤其在2个月内最为危险。一旦高血压患者出现这些先兆表现，就预示着脑出血即将发生，或已是脑出血的前驱阶段。这时如能仔细观察，就能及时发现异常，并到医院争分夺秒地进行治疗，从而控制疾病发展，避免发生严重后果。归纳起来，常见的脑出血先兆症状如下。

(1)突然口眼歪斜,口角流涎,与人交谈时突然讲不出话来,或吐字含糊不清,或听不懂别人的话。这些征兆表示血压有波动,或脑功能障碍,是脑出血或蛛网膜下隙出血的预兆。

(2)突然感到全身疲乏、麻木、无力、活动不便、出虚汗、低热、胸闷、走路不稳或突然跌倒、心悸,或突然出现打呃、呕吐等。

(3)突然感到头晕,周围景物出现旋转,站立不稳甚至晕倒在地。疼痛常常位于出血一侧的头部,如颅内压增高时,疼痛可以发展到整个头部。头晕常与头痛伴发,特别是在小脑和脑干出血时。这些表现可以短暂地出现一次,也可以反复出现或逐渐加重。

(4)突然感到眼部不适,瞳孔突然异常(不等大),常引起颅内压增高,有时还有偏盲和眼球活动障碍,在急性期常常两眼凝视大脑的出血侧。大多是暂时性视物模糊,以后可自行恢复正常,或出现失明。

(5)突然意识障碍,表现精神萎靡不振,老想睡觉或整日昏昏沉沉。性格也一反常态,突然变得沉默寡言,表情淡漠,行动迟缓或多语易躁,也有的出现短暂的意识丧失,这也与脑缺血有关。

当先兆症状出现时,患者在思想上既要高度重视,又不能过度紧张以致惊慌失措。情绪要镇静,避免因血压波动而加重病情。应尽快将患者送到医院就诊,并详细告诉医生已出现的预兆表现,以便明确诊断,及时治疗。

6. 脑出血的临床表现

(1)头痛和头晕:头痛是脑出血的首发症状,常常位于出血一侧的头部;有颅内压增高时,疼痛可发展到整个头部。头晕常与头痛伴发,特别是在小脑和脑干出血时。

(2)呕吐:大约50%的脑出血患者发生呕吐,可能与脑出血时颅内压增高、眩晕发作、脑膜受到血液刺激有关。

(3)意识障碍:表现为嗜睡或昏迷,其程度与脑出血的部位、出血量和速度有关。在脑较深部位的短时间内大量出血,大多会出现意识障碍。

(4)运动和语言障碍:运动障碍以偏瘫较为多见,语言障碍主要表现为失语和言语含糊不清。

(5)眼部症状:瞳孔不等大常发生于颅内压增高的脑疝患者;还可以有偏盲和眼球活动障碍,如脑出血患者在急性期常常两眼凝视大脑的出血侧。

(6)其他:脑出血还可伴有颈项强直、癫痫发作、大小便失禁等。若患者出现深昏迷、高热、瞳孔改变及并发消化道出血等,则表明病情危重,预后较差。

7. 高血压性脑出血的部位不同临床表现各异

(1)壳核、基底节区出血:壳核、基底节区出血是最常见的高血压性脑出血的部位,多损及内囊,患者常有头和眼转向出血病灶侧,呈“凝视病灶”和“三偏症”,即偏瘫、偏身感觉障碍和偏盲。出血对侧的肢体发生瘫痪,早期瘫痪侧肢体肌张力、腱反射降低或消失,以后逐渐转高,上肢呈屈曲内收,下肢伸展强直,腱反射转为亢进,可出现踝阵挛,病理反射阳性,为典型的上运动神经元性偏瘫。出血灶对侧偏身的感觉减退,针刺肢体、面部时无反应或反应较另一侧迟钝。如患者神志清楚配合检查时,还可发现病灶对侧同向偏盲。若血肿破入侧脑室,甚至充填整个侧脑室即为侧脑室铸型,其预后不良。

(2)脑桥出血:脑桥出血常突然起病,在数分钟内进入深度昏迷,病情危重。脑桥出血往往先自一侧脑桥开始,迅速波及两侧,出现双侧肢体瘫痪。大多数呈弛缓性,少数为痉挛性或呈去皮质强直,双侧病理反射阳性。两侧瞳孔极度缩小呈“针尖样”,为其特征性体征。部分患者可出现中枢性高热、不规则呼吸、呼吸困难,常在1～2天内死亡。

(3)小脑出血:轻型患者起病时神志清楚,常诉一侧后枕部剧烈头痛和眩晕,呕吐频繁,发音含糊,眼球震颤。肢体常无瘫痪,但病变侧肢体出现共济失调。当血肿逐渐增大破入第四脑室,可引起急性脑积水。严重时出现枕骨大孔疝,患者突然昏迷,呼吸不规则甚至停止,最终因呼吸循环衰竭而死亡。

8. 脑出血时会引起头痛吗

脑出血的发病常突然而无预感,少数患者有头昏、头痛等前驱症状,可能与血压增高有关。头痛是脑出血患者急性期的主要表现,常常伴随头昏、呕吐、意识障碍、肢体瘫痪、失语、大小便失禁等。头痛的性质有时可帮助判断脑出血的部位,如后枕部头痛多为小脑出血的症状,但大多数情况下头痛是一种非特异性的症状,判断脑出血的部位、出血的体积大小要依靠其他症状及其他检查。目前的影像学检查如CT扫描或磁共振成像能够在发病后2小时后即能正确判断出患者脑内有无出血。头痛是脑出血患者颅内压增高的一种表现,当患者病情稳定,颅内压恢复正常以后,患者头痛就会消失。当然,如果遗留自主神经系统功能障碍,患者仍会遗留头痛、头晕、面红、汗出障碍等后遗症。

9. 高血压性脑出血首选头颅CT平扫检查

为脑出血进入蛛网膜下隙,发生继发性蛛网膜下隙出血时,腰椎穿刺可能发现血性脑脊液。

当怀疑引起脑出血的病因是高血压以外的因素时,进行磁共振成像(MRI)检查是有价值的,可以鉴别诊断脑血管畸形、肿瘤、颅内巨大动脉瘤等,但MRI检查费时较长,病情较重的急性病例在检查时,必须对患者的生命体征和通气道进行监护,以防意外。另外,不同时期血肿的MRI表现也较为复杂,有时反而给诊断带来困难。

脑血管造影可以明确诊断动脉瘤或血管畸形，但是当脑血管造影呈阴性，特别是在脑内血肿较大时，应考虑破裂的动脉瘤或血管畸形被暂时压迫阻塞而不显影；微小的血管畸形，血管造影也可为假阴性。

头颅CT平扫作为首选检查，可以迅速明确脑内出血的部位、范围和血肿量，以及血肿是否破入脑室，是否伴有蛛网膜下隙出血等，也可鉴别脑水肿和脑梗死。血肿的占位效应可通过侧脑室的受压移位，大脑镰的移位及基底池的丧失来推测，这有助于治疗方案的选择和预后的判断，还可根据血肿部位和增强后的CT表现来鉴别其他病因，如血管畸形、动脉瘤、肿瘤等。

10. 脑出血的诊断

脑出血是急性脑血管病中一种较常见和严重的疾病。它的病死率和致残率都较其他急性脑血管病高。因此，在诊断时要详细询问病史，全面体格检查，细致周到地进行分析，力争尽早明确诊断，积极有效地进行治疗。

首先，要掌握脑出血所具有的急性脑血管病一般性特征，即起病急，病程进展快，常在数分钟、数小时或数日内达到高峰，同时还有明确定位体征。其次，还要掌握脑出血自身的特征，即发病后常在短时间内出现因脑功能损害的局灶性定位体征。其三，有显著的急性脑循环障碍，发病后急剧发生弥漫性和全脑性症状，如意识障碍、颅内高压、内脏功能受损等。

中华医学会第二次全国脑血管病学术会议修订的脑出血诊断标准是：①常于体力活动或情绪激动时发病。②发病时常有反复呕吐、头痛和血压升高。③病情进展迅速，常出现意识障碍、偏瘫和其他神经系统局灶症状。④多有高血压病史。⑤腰穿脑脊液多含血和压力增高(其中20%左右可不含血)。⑥脑超声波检查多有中线波移位。⑦鉴别诊断有困难时,若有条件,可做CT检查。

11. 脑出血的初步定位诊断

脑出血常见症状、体征有:血压升高、头痛、呕吐、意识障碍、大小便失禁、偏瘫、失语、偏身感觉障碍、颈项强直、瞳孔改变,严重者于24~48小时死亡。而不同部位的脑出血其临床表现常有不同的特征,可依据这些特征进行初步诊断,及早治疗。

(1)壳核(内囊)出血:是脑出血及常见部位,占50%~75%。其特征为:血肿对侧出现"三偏综合征",即偏瘫(中枢性面瘫、舌瘫和中枢性偏瘫),偏身感觉障碍和同向偏看。偏瘫多见,偏身感觉障碍次之。

(2)丘脑出血:占脑出血的20%~35%。丘脑为感觉系统的皮质下中枢,但其出血后血肿及水肿常使丘脑本身及邻近结构如中脑、网状结构、内囊的结构或功能受损。临床常出现:①意识障碍,通常为出血破入脑室或继发脑疝受损所致。②眼球垂直性注视障碍,双眼常呈下视位(又称落日眼);瞳孔缩小,光反射迟钝或消失。③感觉障碍,尤其深感觉障碍比浅感觉为重。④丘脑性失语,表现为语言迟滞、错语、重复语言多。

(3)脑叶出血(又称皮下出血):占脑出血的5%~10%,因其出血后易破入邻近的蛛网膜下隙而距中线较远,不易破入脑室系统,故脑膜刺激征重而意识障碍轻。其特征为:①意识障碍少而轻。②偏瘫及眼球同向凝视麻痹较少,程度轻,且上下瘫痪程度不一。③头痛、呕吐、脑膜刺激征多见,部分可出现癫痫样发作。④枕叶出血可有一过性黑矇与皮质盲,顶、颞叶出血可有同向偏盲及轻偏瘫,优势半球可有失语,额叶出血可有智力障碍、尿失禁、单肢瘫为主,预后较好。

(4)小脑出血:占脑出血的5%~13%。其特征为:①轻型,多无意识障碍,表现突出的是剧烈的头晕、枕项部疼痛、频繁呕吐、行走不稳，常有眼球震颤、病侧肢体张力降低及共济失调，无偏瘫及病理症；如血肿破入蛛网膜下隙，则脑膜刺激征阳性。②重症，发病比一般脑出血更急，昏迷更深，可有脑强直发作，常于数小时内死于枕骨大孔疝引起的呼吸麻痹。

(5)脑桥出血：占脑出血的8%～10%。其特征为：突然头痛、头晕、呕吐。一侧出血可表现为眼球向血肿对侧凝视，血肿同侧展神经麻痹，周围性面瘫，对侧肢体中枢性瘫痪(交叉性瘫痪)及共济失调，出血量大或双侧出血常迅速昏迷，出现眼位异常(眼球固定或浮动，双侧瞳孔针尖样缩小)，偏瘫或四肢瘫，中极性高热，去脑强直，呼吸异常，呼吸频率及失调性不规则呼吸等。

(6)脑室出血：原发性脑室出血少见，是指脑室内脉络丛血管或脑室周缘血管膜下1.5厘米区以内血管破裂所致；继发性脑室出血多为脑实质出血破入脑室。临床表现轻重不一，视出血部位、脑室内积血量及是否阻塞脑脊液通路而异。原发性脑室出血轻者仅有头痛、恶心、呕吐、颈项强直、脑膜刺激征阳性而缺乏神经系统局灶定位体征。严重的脑室出血表现为昏迷、四肢瘫痪。肌张力增高、双侧病理征阳性、双瞳孔缩小，可见阵发性强直性痉挛或去大脑强直状态和中枢性高热，易形成脑病而死亡。

12. 容易与脑出血混淆的疾病

如有意识障碍者，应与可引起昏迷的全身性疾病相鉴别；如有神经系统定位体征者，应与其他颅内占位病变、脑膜脑炎、闭合性脑外伤相鉴别；还应与脑梗死、蛛网膜下隙出血等脑血管病相鉴别。

(1)脑出血与蛛网膜下隙出血相鉴别：蛛网膜下隙出血常伴有剧烈的头痛、呕吐及明显的脑膜刺激征，无或有较轻的意识障碍，很少出现局限性神经系统体征，脑脊液呈血性，加上CT、MRI表现一般不难鉴别。

(2)脑出血与动脉瘤动静脉畸形破裂出血相鉴别：动脉瘤及动

静脉畸形一般发病年龄轻、出血直接进入蛛网膜下隙，故先出现脑膜刺激征，而后出现偏瘫等表现，CT、MRI及脑血管造影可以鉴别。

(3)脑出血与脑梗死相鉴别：由于脑出血和脑梗死在治疗上有所不同，因此鉴别十分重要。脑梗死患者多在休息安静状态下发病，发病前多有短暂缺血发作，发病后意识障碍较轻或不出现，而局灶性体征较重，脑脊液压力不高而多无色透明，临床自应用CT、MRI以来，鉴别已很容易进行。

13. 脑血栓与脑出血的鉴别

脑血栓通常继发于脑动脉粥样硬化，血管内有血栓形成，血流受阻以致相应的脑组织缺血、坏死。脑出血通常是在长期高血压和血管病变的基础上，由于血压骤然升高引起脑血管破裂而发病。脑血栓(缺血性中风)与脑出血(出血性中风)都是脑血管疾病，两者的表现有许多相似之处，如大多见于50岁以上的人，以及程度不同的半身不遂，瘫痪一侧的鼻唇沟较浅，口角下垂，瘫痪一侧的半身感觉减退或消失，可能出现话语不清或失语等。但是，两者在治疗上却有许多不同之处，故在发病早期如能进行初步的鉴别，对患者的治疗是十分有益的。

鉴别的要点是：脑血栓多在安静状态下发病，常在睡醒时出现症状，病情进展缓慢，偏瘫症状在数小时至数天内越来越明显，意识常保持清晰。脑出血多因情绪激动、脑力紧张、使劲儿排便、用力举重物等，促使血压骤升而突然发病，患者突然感到头痛，并伴有恶心、呕吐，病情往往在数分钟至数十分钟内发展到高潮，随即发生偏瘫和意识模糊或昏迷，昏迷时患者呼吸深沉，带有鼾声。有的患者临床表现介于两者之间，仅靠临床表现难以鉴别，此时则需要做腰椎穿刺检查，必要时还可以做CT检查。此外，发生脑血栓时，患者需要应用脑血管扩张药、血栓溶解药和抗凝药治疗。脑出血患者需要安静，应尽量减少搬动，最好就地救治以防止出血加重,可用止血药,酌用降压药物。

14. 脑出血的临床分期

(1)超急期(发病 6 小时内):本期是决定预后转归的关键,必须采取综合措施迅速控制血压及颅内压,防止继续出血。由于脑出血 6 小时后紧邻血肿的脑组织即发生不可逆的坏死,因此 6 小时内是治疗的黄金时段。一般血肿小、颅内高压不明显者,以内科保守治疗为主;血肿量大,中线移位明显者应考虑手术治疗。对于有手术指征者,在发病 6 小时内早期手术,可以最大限度地减轻继发性脑损害,提高抢救的成功率,降低致残率。

(2)急性期(发病 6 小时至 2 周):本期影响病情发展变化的主要因素是脑水肿,患者表现为病情重、变化多,是脑出血引起死亡的又一个高峰期。一般发病 24~72 小时脑水肿、颅内压逐渐达到高峰,相应的临床症状、体征也达到高峰期,发病 7~8 天时脑水肿仍很明显。由于血肿的位置、大小及继发脑损害的差别,治疗的主要措施也有不同。血肿小且无明显颅内压增高,基本上是内科的基础治疗。对血肿大、中线结构移位明显者,大多须及时手术,并依据血肿的部位、范围和继发性损害等,以及技术条件,选择血肿穿刺引流或开颅清除术。

此期的治疗,往往容易忽视康复的干预,尽早、合理的康复干预,不仅不会加重病情,反而有助于脑出血血肿的吸收,以及后期的肢体功能恢复。具体的干预方式包括现代康复医学的良肢位的摆放、关节活动,以及中医针灸治疗。

(3)恢复期(发病后 2 周至 6 个月):度过急性期,病后 2 周开始,大多数患者病情稳定,脑水肿、颅内高压征象消退,脑部功能开始恢复。此期除了原有的内科治疗外,另一重要的措施是康复治疗,应着手正规与系统的康复训练,才能获得较好的效果,显著减少致残率。

脑出血后大多数患者有不同程度的偏瘫、言语障碍等后遗症，由于病灶及水肿带中某些运动神经元的不完全性损伤，其功能恢复不能只依靠药物治疗。能否恢复、恢复程度如何，主要取决于功能锻炼，特别是早期的功能锻炼，这一点越来越受到重视。让患者遵循“持之以恒、循序渐进”的原则，临床综合运用药物、针灸、推拿、物理治疗及运动疗法等康复手段，充分发挥医者、患者和家属三方面的积极性，最大限度地促进功能的恢复，降低致残率。

此外，随着病情的稳定、意识及智力的逐渐恢复，心理治疗也是不容忽视的一个环节。突然的发病，继而出现失语、偏瘫等一系列的变化，一些家庭、社会问题得不到妥善解决，加之康复治疗又是一个长期的过程，患者往往产生焦急、忧郁、愤怒、恐惧、失望、悲观甚至厌世等不良情绪，这会影响交感神经的功能，使血压升高、脑血管收缩，对患者的康复治疗非常不利。医者和家属应了解患者的心理状态，有针对性地进行心理疏导。

(4)后遗症期(6 个月后)：此时病情稳定，重症患者可遗留偏瘫、言语障碍，甚至关节的挛缩、变形等症状。此期过多的药物治疗已无必要，可酌情予平调阴阳、疏通气血的中成药。研究表明，受损的神经元细胞在 2 年内都还具有可塑性，因此以功能锻炼为主的康复治疗仍是此期一项重要的工作。只要方法正确，持之以恒，大多可获得相当的改善。此外，必须注意针对病因及防止复发的治疗，如控制高血压、高血脂、高血糖等。

15. 脑出血急性期的并发症

(1)肺部感染：肺部感染是脑出血患者的主要并发症之一和主要死亡原因之一。脑出血后 3～5 天，昏迷患者常并发肺部感染。

(2)上消化道出血：即应激性溃疡，是脑血管病的严重并发症之一。脑出血并发上消化道出血以混合型和内囊内侧型出血居多，分别占 49%和 36%。发生机制为下视丘和脑干病变所致，目前认为，与视丘下前部、后部、灰白结节及延髓内迷走神经核有关。自主神经中枢在视丘下部，但其高级中枢在额叶眶面、海马回及边缘系统，消化道出血的机制与上述部位原发或继发的病灶有关。

(3)压疮：主要是躯体长期不变动体位，使局部皮肤及组织受压时间过长而发生缺血、坏死的一系列表现。由于高龄脑血管病患者较多，当肢体瘫痪，长期卧床，活动不便时容易使骨隆起等部位受压，造成局部组织缺血及缺氧。

(4)高血压脑出血手术后常见的并发症：肺部感染，再出血，消化道应激性溃疡，肾衰竭和多脏器衰竭等。

(5)脑血管病后抑郁症和焦虑反应：脑血管病后抑郁是脑血管病较为常见的情感障碍，临床应予以高度重视。脑血管病后抑郁与抑郁症相比，其抑郁情绪晨轻夜重者较多，晨重夜轻者较少，易激惹症状及焦虑、躯体化症状较重。大脑皮质受损者抑郁程度明显较皮质下受损者严重，大脑前部受损者抑郁程度明显重于大脑后部受损者。①抑郁反应的特征性症状。一是心情不好，心境悲观，自我感觉很坏。二是睡眠障碍，失眠、多梦或早醒。三是食欲减退，不思饮食。四是兴趣和愉快感丧失，对任何事情均缺乏活力。五是生活不能自理，自责自罪，消极想死。六是体重迅速下降。七是性欲低下，甚至没有性欲。②焦虑反应的特征性症状。一是持续性紧张不安和忧虑的心境。二是同时有心理症状，如注意力不集中、记忆力下降，对声音敏感和容易激惹。三是同时有躯体症状，包括交感神经兴奋症状，如血压升高、心跳加快、胸闷、呼吸加快、烦躁、坐卧不宁等和副交感神经兴奋的症状，如多尿、胃肠活动增加而致腹泻。

16. 脑出血的预后

出血量较少且部位较浅者，一般1周后血肿开始自然溶解，血块逐渐被吸收。脑水肿和颅内压增高现象逐渐减轻，患者意识也逐渐清醒，最终少数患者康复较好，多数患者则遗留不同程度的偏瘫和失语等。预后较差的因素如下：①血肿较大，严重脑组织破坏，已引起持续颅内压增高。②意识障碍明显。③上消化道出血。④脑疝形成。⑤中枢性高热。⑥去皮质强直。⑦70 岁以上高龄患者。⑧有呼吸道或泌尿道感染的并发症。⑨复发性脑出血。⑩血压过高或过低、心功能不全。这些患者可有生命危险或留有严重的肢体瘫痪或长时间意识障碍。

脑出血是急性脑血管病死亡的主要原因，其病死率为 36%～70%，死亡时间主要在急性期，24 小时内死亡者占 60%，3 天内死亡者占 73.9%，1 周内死亡者为 85.3%。死亡原因多为脑疝及再出血，晚期多死于肺部感染及其他严重的并发症。年龄是影响脑出血预后的重要因素，老年人近期和远期生存率均较中青年人低，脑出血的预后还取决于出血量、出血部位及全身状况，少量脑出血经治疗后可明显好转甚至恢复正常生活；脑出血量大、昏迷时间长、伴高热者，或出血灶位于丘脑、脑干者预后差，病死率高。

17. 判断脑出血预后的指标

(1)意识障碍的程度：意识障碍是人体大脑功能发生紊乱的一种表现，根据意识障碍发生的程度不同，临床分为昏迷、昏睡及嗜睡三种。昏迷是最严重的一种表现，是病情危重的一个指标，系指神志不清，不省人事，呼之不应，推之不动，重压眶上切迹和刺激无反应；昏睡是指患者不能自动醒来，强烈而持续地呼唤、推摇，可能会使其睁开眼睛、呻吟和躲避，但不能进行有效的交谈；嗜睡是指给予患者强烈而持续的刺激可暂时醒来，可以进行交谈，但是刺激停止就会入睡。一般而言，意识障碍程度越重，病情越严重，疾病越凶险，而意识障碍程度越轻，病情相对越轻，没有意识障碍的脑出血，即一直保持清醒的脑出血患者，一般没有生命危险。

(2)病时血压水平：脑出血时如果血压较高，出血量大，可形成血肿，使脑内压力增高；而由于延髓的血管舒缩中枢受压，可使血压进一步升高，甚至引起再次出血。因此，脑出血的急性期血压越高，危险性越大，预后越差。

(3)发病年龄：高血压病是一种全身性疾病，随着年龄的增长，身体重要器官(如心、肾等)的功能日趋减退，一旦发生脑出血，全身各系统容易发生并发症而导致死亡。据统计，年龄小于49岁的脑出血患者，恢复满意率达到90%以上，而60岁以上的患者，病死率则明显上升。

(4)头颅检查：头颅检查对诊断脑出血非常可靠，不仅可以反映出血的具体部位，还可以估计出血量的多少、血肿的大小和由于出血造成的脑组织移位、受破坏的程度，为预测脑出血的病情提供了可靠、客观的依据。一般来说，血肿位于脑组织深部者比位于表浅者更加凶险；同一部位的血肿越大，危险性越大；同样大的血肿，出血快者较出血慢者凶险。

18. 高血压性脑出血者病死率的影响因素

(1)一般年龄大，病死率高。因此，对于老年脑出血的治疗，应采取积极慎重态度。

(2)基础疾病重及有并发症的病死率高。既往有动脉硬化、糖尿病、冠心病、肺气肿等，其重要脏器储备功能差，应激和防御能力下降，容易发生多器官衰竭，病死率高。在治疗及发病过程中并发感染，电解质和酸碱失衡、低血容量状态及医源性因素等，严重影响了各主要脏器的正常代谢，使其功能下降。

(3)感染是多器官衰竭及导致死亡的主要原因之一，因此合理应用抗生素控制感染是防治多器官功能衰竭的关键。

(4)并发上消化道大出血，是病情凶险的重要标志。并发上消化道出血患者病死率增高。对于有胃病史，尤其是血肿破入脑室者，可能是导致上消化道出血最危险的因素。

(5)脑出血患者的死亡与出血部位、出血量大小、脑室积血情况明显相关，出血量越大，对周围脑组织压迫越严重，脑水肿及颅内压升高越明显，容易造成中线结构偏移，脑干受压，导致脑疝形成而死亡。

(6)第三、四脑室积血较多者会引起中脑导水管阻塞，引发急性梗阻性脑积水，加剧颅内高压和脑水肿。同时血性脑脊液还可直接刺激丘脑下部，引起神经内分泌功能失调而导致高热、上消化道出血、脑心综合征、高糖血症等并发症。

(7)第四脑室积血还可引起脑室扩张，直接压迫脑干，导致脑疝或呼吸骤停。

(8)血肿破入脑室者病死率较未破入脑室者明显增高，全脑室铸型病死率更高。如血肿破入脑室，血凝块阻塞脑脊液通路，应行血肿清除加脑室持续引流，这样可使病死率大大降低。

(9)脑出血早期的直接死亡原因主要是脑疝，因此迅速有效地解除脑受压及急性颅内高压是治疗成功的关键。当因出血和(或)水肿引起占位效应加重，从而导致神经系统功能恶化时，需采用积极治疗措施。

(10)采取综合治疗措施可降低病死率。在脑出血患者的治疗过程中，要降低病死率，除积极治疗原发病外，还应综合治疗，补足每天的热能，防治上消化道出血、急性肾衰竭、继发感染等并发症发生，维持呼吸、血容量及心肺功能稳定，血压的调控亦是很重要的。

19. 低血压者也需提防脑出血

血压偏低的人也要时时谨慎，如出现头晕、站立不稳，甚至晕厥时应检查血压。在积极防治动脉硬化和降低血液黏稠度的同时，防止和纠正低血压，预防脑血栓形成。

众所周知，血压过高易致脑血管破裂、出血，导致中风。而血压偏低也可诱发脑血栓形成，也能导致中风。这是因为在血压较低时，脑血流速度缓慢，甚至暂时停顿，使本身黏膜稠度偏高的血液易在已发生硬化的血管壁上形成血栓。事实上，多数脑血栓形成发生在老年人安静睡眠时，因为这时老年人心跳偏慢、血压偏低、血流缓慢。所以，处于低血压的人也要时时谨慎，如出现头晕、站立不稳甚至晕厥时应检查血压。在积极防治动脉硬化和降低血液黏稠度的同时，为防止和纠正低血压，预防脑血栓形成，平时应注意如下几点。

(1)对高血压患者，平时服药应遵循逐渐增量和个体化原则，防止服用降压药物过量及降压作用过快，应尽可能选用降压作用平稳的药物。

(2)慎用安眠药。很多老年人因失眠而长期服用地西泮(安定)、苯巴比妥、氯丙嗪等药物，此类药不但能抑制大脑皮质，也能使血压降低，产生低血压。

(3)血压偏低的人若有营养不良的状态或一次喝大量酒时，便会使原本已低的血压很快地下降。所以，低血压的人以少饮酒为宜。

(4)积极治疗老年性低血压。老年人因自身调节功能减退，常有低血压发生，若平时常发生头晕、黑朦、昏厥等症状，应积极对症治疗。

20. 不宜认为只有高血压的人才会脑出血

高血压是脑出血最重要的危险因素，但血压正常者同样也会脑出血。脑出血的危险因素还包括吸烟、饮酒等不良生活习惯。而脑中风的一级预防目标就是防止动脉粥样硬化的产生和发展，包括改变生活方式、调整饮食和适当的药物治疗，以控制高血压、血脂异常和高糖血症等。

近年的资料表明，高血压性脑出血在脑出血中占的比例在逐渐下降，在过去的40年间，已从98%降至46%，而非高血压性脑出血却在日见增多。非高血压性脑出血的病因很多，包括大家熟悉的脑血管畸形、脑肿瘤、血液病等发生的出血；还有些是大家很少听说的如脑淀粉样血管病、酒精中毒，以及滥用成瘾药、抗凝药、溶栓药等，都可能引起脑出血。而这些可能正是近年非高血压性脑出血明显增多的原因。

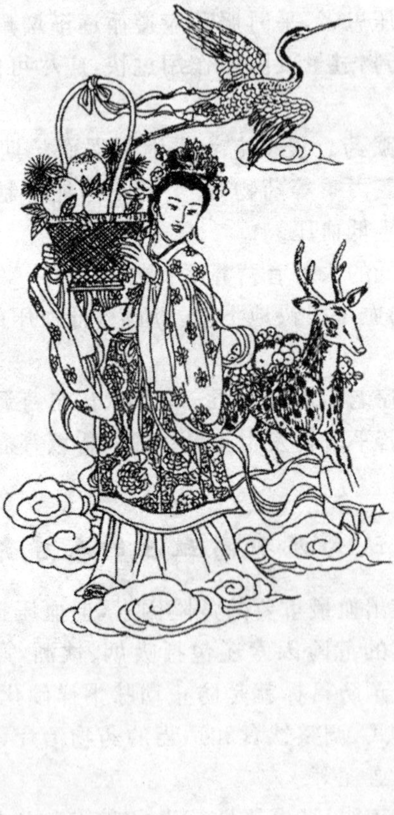

三、脑出血急性期的急救治疗

1. 脑出血正确的现场急救

事实证明，院前第一目击者的急救，对脑出血患者病情的稳定和好转，可起到至关重要的作用。具体方法如下。

(1)静：一旦家中有人发生脑出血，亲属须尽量克制自己的感情，避免惊恐不安，应保持环境安静，切勿在患者耳边大声哭喊；不要拍打、推拉患者，更不应随意翻动和搬运；同时注意尽量减少光、声的刺激；在呼救过程中应有专人看管患者，以免其因躁动而坠床。

如发现身边有人脑出血，应立即向"120"急救中心或有神经内科和脑外科的医院呼救，讲清事故发生地点、患者年龄和性别，并要将病情准确地报告医生。呼救要点包括：发作的具体时间，联系人姓名、电话，是否呕吐，症状是否逐渐恶化，意识情况如何，头痛的程度，是否有手脚麻痹、语言障碍，是否在服用降血压药，有没有受伤等。

对突然跌倒在地上的患者，应由几个急救者将之平托在木板床上，然后解开患者的衣领、纽扣和裤带等，头后仰并偏向一侧，注意及时清除患者口与鼻腔内的分泌物、黏液和其他异物，并用纱布将患者舌头包住拉出，使呼吸道能充分通畅；条件许可的话，可用冰袋或冷毛巾置于患者的前额，具有制止脑内出血和降低颅内压的功效。如果患者有抽搐发作，可用筷子或小木条裹上纱布垫在上下牙间，以防咬破舌头；患者出现气急、咽喉部痰鸣音等症状时，可用塑料管或橡皮管插入到患者咽喉部，从另一端用口吸出痰液。救护车到达后，搬运患者要力求平稳、动作轻柔，可由 3～4 个急救者同时抱起患者,平放于硬板上。救护车的车速要求慢而稳,以免车辆颠簸而加重病情;途中尚需密切观察患者的表情、呼吸和脉搏等。

(2)防:如果家里有脑出血危险的患者,并且居住在小城镇或较偏远的地方,平时就要注意查访一下居家附近哪些医院有诊治脑中风的条件,并记下这些医院的地址及电话,同时置于可随时查阅的地方,以期在紧急状况时能将患者以最快的速度直接送达医院治疗,避免转诊或彷徨中可能耽误的治疗时机。

2. 救治脑出血的具体方法

急救处理总的原则是尽量保持安静和减少搬动。当认为患者可能是发生了脑出血,除了立即呼叫急救电话“120”,或请就近医生出诊外,在家里应该立即采取如下措施。

(1)使患者安静卧床,头略枕高并偏向一侧,要及时清理呕吐物,避免呕吐物被吸入气管而导致呼吸道阻塞、窒息。大量的临床实践表明,严重的脑出血发生的 5 分钟内,对于生命是至关重要的。因为此时呕吐频繁,稍不注意就可出现窒息而造成死亡;患者发生抽搐,也会使呕吐物误入气管,造成舌头咬破、身体从床上摔下等种种意外。如果患者在厕所或现场倒下发病,则更需注意。保持呼吸道通畅,还应将患者衣领解开,取下假牙;还可用压舌板、筷子缠上纱布、手帕等软织物塞在上下牙齿间,以免抽搐时咬破舌头。

(2)有条件者,可以给患者吸入氧气。

(3)医生来后,酌情使用降血压药物、止血药物,以及其他相应处理。

(4)病情稍有稳定,或医生认为可以转送时,应由数人抱持、动作一致、平稳轻巧地将患者移至担架上,尽量在减轻震动、颠簸情况下,将患者送至医院进一步全面救治。

3. 急性脑出血的急救原则

脑出血的治疗原则是缩短急性期治疗时间，防止再出血，降低血压；减轻脑水肿；防治并发症；防治应激性溃疡。目的是挽救生命，减少残疾，防止复发，提高生活质量。急救原则如下。

(1) 防止进一步出血。

(2) 降低颅内压。

(3) 控制脑水肿。

(4) 维持生命功能和防治并发症：一是保持安静，密切观察生命体征，确保生命体征平稳；控制高血压；保护气道和保持气道畅通(最好的办法是尽早气管插管)。二是评估神经功能缺失的严重程度、出血部位、出血原因，进行头部CT扫描，完善临床资料。三是控制增加出血的高危因素。

4. 脑出血的一般治疗

(1)安静卧床：床头抬高，尽量减少搬动。一般卧床3～4周。

(2)保持呼吸道通畅：昏迷患者可取头侧位，不宜仰卧位，以防舌后坠而堵塞气道。及时翻身拍背部，以利于痰液咳出，同时勤吸痰液，也可雾化吸入，以利于痰液的湿化，有呼吸道阻塞的征象时应及时气管切开，以免缺氧而加重脑水肿。可以吸混合5%二氧化碳的氧气，以间歇吸入为宜，尽量避免吸入纯氧过久，因纯氧可导致脑血管痉挛，甚至发生氧中毒。

(3)维持营养和水、电解质平衡：通常在起病的1～2天禁食为好，每天输液量以1 500～2 000毫升为宜，并记录出入量，应用大药量的脱水药，一定注意钾的补充。另外，要注意防止和纠正酸中毒、非酮症糖尿病、高渗性昏迷。

(4)加强护理：严密观察病情，包括意识状况、瞳孔变化、呕吐情况、监测血压及体温变化。预防并发症，影响急性脑血管病治疗和预后的主要因素是并发症的预防，预防尿路感染及防止压疮是护理重点。

(5)合理应用镇静药：对烦躁不安者或癫痫者，应用镇静药、止痉药和镇痛药。

(6)调整血压：对血压较高的脑出血，可用小量利舍平（利血平）治疗或25%硫酸镁10毫升，深部肌内注射；神志清楚者，给予口服降血压药物。

5. 脑出血的综合治疗

(1)调整血压：①慎重掌握降压治疗指征，一般认为在收缩压超过180～200毫米汞柱时，可考虑适当地降低血压，以预防进一步出血，但对脉压过大的患者则须谨慎降压。②血压要控制平稳。降压治疗不能过于追求快速的降血压效果，或反复、大量，甚至联合使用多种强效的降血压药物。常用利舍平0.5～1毫克，肌内注射，25%硫酸镁10毫克深部肌内注射，6～12小时可重复使用。也可用如血管紧张素转化酶抑制药等其他口服降压药或加用利尿药，但强烈扩张血管的药物应慎用或不用，当患者对降压应答完全不敏感时，则须注意颅内高压所致的血压增高。③降压不要过快，比较可行的办法是在一段时间内逐渐将血压降至上述水平或略高而又没有脑缺血的不适症状为宜。多数认为应将血压稳定在150～160/90～100毫米汞柱，最好维持在比患者原有血压稍高的水平。④在使用脱水、利尿药等进行降颅压、抗脑水肿治疗的同时，必须严密观察血压、周围循环及水、电解质平衡状况。特别是呋塞米（速尿），能间接地使脑组织脱水及通过抑制水肿组织中的钠进入细胞内，而减轻脑水肿，其作为救治脑水肿患者的脱水药已被广泛地应用，但连续大剂量地使用该药所造成的血压持续下降，血容量骤减和水、电解质紊乱的情况，必须引起足够的重视。⑤在应用降压药物同时，应注意观察血压的变化。血压过高时，应抬高床头30°～45°；血压接近正常时应将床头放低。

(2)控制脑水肿：降低颅内压是防止脑疝形成的一个重要环节。脑出血后，脑水肿逐渐加重，常在6小时开始出现水肿。3～4天达高峰，半个月后逐渐消退。脑水肿的结果是颅内压增高，甚至导致脑疝发生，因此控制脑水肿和颅内高压是降低病死率的关键。应及时采取积极措施，控制脑水肿。临床上有指征使用脱水药时，一般采用静脉或肌内注射，除非患者清醒，颅内压增高不严重又无呕吐，可选用口服药。在静脉注射或口服困难时，也可考虑使用20%甘油或30%甘露醇直肠滴注。在严重失水又有颅内高压时，可试行颈动脉内注射甘露醇40～60毫升，以达到脑组织脱水而对全身影响较少的目的。同时，必须根据颅内压增高的程度和心、肾功能等全身情况来考虑选用脱水药及其剂量。在昏迷较深或出现脑疝早期征象时，须用强脱水药。通常应选2～3种交替使用，如20%甘露醇、呋塞米、甘油类制剂。有心或肾功能不全者，常须先应用呋塞米。

(3)止血药的应用：脑出血患者是否应用止血药，至今看法不一，各种止血药主要能阻止脑实质毛细血管出血或渗血，但对于动脉破裂所致的出血的作用不能肯定。常用酚磺乙胺(止血敏)、氨甲苯酸(抗纤溶芳酸)、维生素K等。止血药用量不可过大，种类不宜多。盲目应用止血药，对有动脉粥样硬化的患者，可增加患缺血性脑血管病、心肌梗死或肾动脉血栓的危险性，所以有人反对用止血药。对有消化道出血者可用止血药，但要经常检查凝血功能，在有关检验指标的监护下短期用药。对于脑出血破入脑室或蛛网膜下隙者，可考虑应用适当的止血药物治疗，以预防再出血。

(4)人工冬眠降温疗法：人工冬眠疗法可以降低脑的基础代谢率，减少耗氧量，使脑对缺氧的耐受力增高，从而改善脑缺氧状态，减轻脑水肿，降低颅内压，对脑组织有保护作用，也可减少或避免发生再出血。①早期低温。尽量在发病6小时内给予，超过7～8

小时对脑的保护作用较差。降温时间不超过48小时。若并发高热可延长时间。②降温方法。目前降温方法很多，有必要设置先进的低温室。如条件有限，可采用头部冰帽＋大动脉冰敷＋药物的方法。③逐渐复温原则。先停用药物，再撤冰敷，最后撤除冰帽，即可在8～12小时完成；这种短期低温很少有并发症，部分出现肌颤和烦躁者，可给予阿曲库铵（卡肌宁）25毫克或地西泮10毫克。

(5)手术治疗：由于CT在临床上的广泛应用，使高血压性脑出血的诊断变得迅速、准确，随着显微外科、立体定向手术等技术的发展，手术精确性提高，对脑组织的创伤已大大减少，高血压性脑出血的手术适应证在不断拓宽。

一般认为，血肿在发病后6小时形成，出血后8～24小时水肿达高峰，在这之前清除血肿，可能获得较好的功能恢复。早期手术不但可以及时清除血肿，解决颅内高压，而且能减轻血液分解物对脑组织的破坏，对降低病死率和致残率具有重要意义。①手术适应证。一般认为，患者年龄不是特别大，重要脏器功能较好，没有严重的并发症，如深昏迷、消化道出血、去皮质强直、双瞳孔缩小及中枢性高热等，并且符合下列条件之一者：出血量在20毫升以上者；丘脑或基底核区血肿；破入脑室者如影响脑水循环应尽早行脑室穿刺引流，同时腰穿，每日1次，每次放脑脊液10～20毫升，直至病情平稳，在严格无菌操作下引流管保持1周左右；术前血压过高者可先降血压；血管畸形或动脉瘤破裂者应慎重；小脑半球出血量在20毫升左右者；内科保守治疗不见好转，病情逐渐加重，或出现脑疝先兆。②手术时机的选择。以往人们认为，脑出血患者早期病情危重，手术危险性大，有再出血的危险，手术应在24小时后进行。近年来研究表明，高血压性脑出血一般在出血半小时形成血肿，3小时内血肿周围水肿尚未形成，6～7小时出血停止并出现血肿周围水肿，紧邻血肿的脑组织坏死，即出现不可逆损害，12小时达到中度水肿，24 小时达重度水肿，随着研究的深入，大多数学者主张早期或超早期手术，即发病 6～8 小时内即行手术能赶在血肿周围脑组织发生水肿前，这样既可缓解血肿对脑组织的压迫，又可避免脑水肿的发生，打破出血后血细胞分解、脑组织水肿等一系列继发性改变所致的恶性循环，提高生存率和生存质量。③手术方法。脑出血的预后与出血量、出血部位关系密切。一般认为，出血量少，血肿位于脑叶、基底节和小脑的，预后较好；出血量大或血肿虽不大，但位于丘脑、脑干等重要区域（生命中枢）的，预后差。

（6）脑出血的恢复期治疗：恢复期治疗的目的是促进瘫痪肢体和语言障碍的功能恢复，改善脑功能，减少后遗症及预防复发。恢复治疗的时机是在脑部病变基本稳定，脑水肿、颅内高压的临床症状消退，受损的脑功能逐渐恢复时。此期除了原有的内科治疗外，重点应在改善脑血液循环和促进营养代谢方面，应注意逐渐选用扩张脑血管的药物。药物作用要缓和，开始用低剂量，逐渐增加至治疗量，也可由一种逐渐增加药物种类。在恢复期的另一重要的治疗措施是康复治疗，尤其是偏瘫、失语症等神经功能缺损较重的患者，应尽早开始，有步骤地进行，才能获得较好的效果，显著减少致残率。

6. 脑出血急性期并发症的处理

（1）肺部感染：脑出血时，由于下丘脑及脑干上部受损，引起内脏自主神经营养性障碍，肺部充血水肿，在此基础上易发生肺炎；加之昏迷时口腔分泌物或呕吐物的误吸，长期卧床肺底部瘀血，排痰不畅等易诱发肺部感染，肺部感染时呼吸不畅、缺氧、细菌毒素等多种因素又可加重脑组织损害，因此应予及早预防和控制，定期翻身，拍背，以防止误吸和帮助患者排痰，必要时给予气管切开，以预防肺部感染，一旦出现感染，可应用抗生素控制炎症。

（2）消化道出血：脑出血时因下丘脑和脑干损伤，消化道黏膜渗透性改变，可引起急性营养障碍，黏膜糜烂，弥漫性渗血或溃疡出血，表现为呕血、便血，常迅速导致循环衰竭和脑部症状加重。对于消化道出血的预防，主要是及早有力的脱水，降低颅内压，早期清除血肿等，并给予西咪替丁（甲氰咪胍），治疗上应以局部处理为主，插入胃管，按 100 毫升冰盐水中含 8 毫克去甲肾上腺素的比例注入胃内，还可应用云南白药、凝血酶局部注入，并全身应用氨基己酸、氨甲苯酸（止血芳酸）、奥美拉唑（洛赛克）、西咪替丁等药物。

（3）心功能不全：脑出血急性期可能由于下丘脑、脑干网状结构及边缘叶高级自主神经中枢失调，出现“脑源性”心脏改变，称脑心综合征，表现为窦性心动过速，QT 段延长，P 波增高，ST 段上移或下移等，加之脱水和肺部感染，可出现急性左心功能不全和急性肺水肿，预防应注意输液速度，脱水药用量及排尿量的改变，治疗应用毛花苷 C（西地兰）强心，呋塞米利尿并吸氧。

（4）泌尿系感染及压疮：对于脑出血昏迷患者应定时翻身，按摩局部受压部位，保持皮肤干燥、被褥整洁干燥。长期卧床患者应注意应用海绵垫，受压部位放置气垫圈，以避免发生压疮。对于脑出血患者，应根据需要定时放尿，每隔 3～4 小时排尿 1 次，导尿时注意无菌操作，导尿后每日定时冲洗膀胱，并注意保持会阴部清洁，以避免泌尿系感染。

7. 微创是治疗脑出血的最佳方法

高血压性脑出血可采用药物或手术治疗，治疗方法的选择主要根据患者的年龄、出血部位、出血量、精神状态等来决定。随着现代显微神经外科技术的发展，对于合适的病例，早期采用微创手术方法清除血肿，有助于迅速缓解脑组织受压和颅内压的急剧增高，再辅以血压控制、营养支持、功能锻炼等综合性治疗措施，将手术治疗、药物治疗和后期的康复训练有机地结合起来，明显降低了高血压性脑出血的死亡率和致残率。

8. 脑出血能进行高压氧治疗吗

(1)高压氧可以减轻脑出血引起的脑水肿,而达到降低颅压的作用。

(2)高压氧有清除氧自由基的作用,而减轻脑出血后缺氧引起的氧自由基对脑组织的损伤。

(3)高压氧明显增加血氧含量、血氧分压,增加脑组织毛细血管弥散距离,而达到纠正脑组织缺氧状态,使因缺氧而受损的脑组织得到修复。

(4)高压氧有神经修复作用,可以使受损神经修复和再生。

(5)高压氧能促进血管的新生,有利于脑血管新的侧支循环的建立。

脑出血什么时候高压氧治疗好?原则上脑出血患者无活动性出血后生命体征平稳,临床上复查头颅 CT 证实无新鲜出血就可以高压氧治疗,但如果患者有高热、抽搐、躁动不能配合吸氧治疗及血压过高,则不能急于进舱治疗。

9. 头部降温是脑出血急救的关键措施

由于大脑是高度需氧器官,因此对缺氧的耐受性最差。常温情况下,脑细胞在没有氧气供应时超过 4 分钟就会发生不可逆转的坏死。还有一点必须指出:在患者心脏骤停后,其脑损害的程度与本人体温和环境温度成正比,温度越高,脑细胞代谢越快,坏死越快。反之,温度越低,脑细胞坏死越慢。所以,在寒冷发病现场抢救患者,复苏成功率较高。

脑出血时大脑处于缺氧状态,怎样保护患者的大脑呢?要点就是尽快创造一个救命的“严冬”——采用各种措施降低患者头部和全身的温度。冷敷是现场抢救时最常采用的手段。把碎冰块儿装在塑料袋中，扎紧后敷于患者颈部、枕部、头顶及前额（塑料袋与患者皮肤之间要有薄布相隔，以免长时间冷敷造成冻伤），冰块儿融化后要及时更换。现场无冰块儿时可就地取材，如冰箱中的冷冻食品及冰棍、雪糕等，都可加以利用。

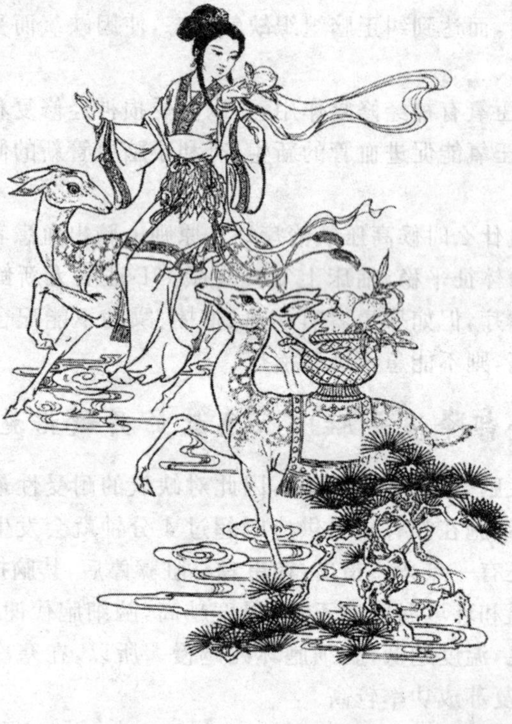

四、脑出血急性期的药物治疗

(一)脑出血的降颅压治疗

1. 常用的脱水药

(1)高渗脱水药:该类药物输入人体后,可提高渗透压,使之高于脑组织,造成血浆与脑组织之间的渗压梯度,水就逆渗压梯度移动,从脑组织移入血浆,使脑组织脱水,颅内压降低。这类药物主要包括20%甘露醇、30%山梨醇、尿素、高渗葡萄糖等。临床上以20%甘露醇和50%葡萄糖较常用。但由于甘露醇在体内的代谢产物可转化为葡萄糖,所以对于糖尿病并发脑中风的患者,应慎重使用。

(2)利尿药:主要是通过利尿作用使机体脱水,从而间接地使脑组织脱水。同时,还可抑制钠离子进入正常和损伤的脑组织与脑脊液,降低脑脊液的形成速率,减轻脑水肿。利尿药包括呋塞米(速尿)、依他尼酸钠(利尿酸钠)、氢氯噻嗪(双氢克尿噻)、氨苯蝶啶等,以呋塞米和氢氯噻嗪较为常用。

(3)肾上腺皮质激素:具有良好的抗利尿作用,且作用温和而持久,尤其适应于全身应激功能低下或伴有休克现象的患者。常用药物有地塞米松和氢化可的松。但由于地塞米松可引起血糖增高和消化道出血,所以对脑中风并发糖尿病患者,也应慎用。

(4)甘油:是一种无毒、安全的脱水药,脱水作用较强,甘油还有抗自由基作用,但作用较弱,长期口服每日每千克1～3克,连续50天仍有效且无任何不良反应,甘油很少导致电解质紊乱,又很少出现“反跳现象”，因此是一种较好的脱水药，口服剂量为每日每千克 1～2 克，大剂量可达每日每千克 5 克，一般首剂量为每日每千克 1.5 克，以后每 4 小时 1 次，每次每千克 0.5～0.7 克，静脉滴注按每日每千克 0.5～1.0 克，3～6 小时滴完，每日 1～2 次，连用 5～6 天。

(5)二甲亚砜：该药除高渗脱水作用以外，还具有增加组织氧代谢，稳定溶酶体膜和保护神经组织作用，对中风并发的脑水肿十分有利，特别适用于治疗颅内血管病手术后偏瘫患者，或用于手术中的预防用药，常用剂量为第一小时用每千克 0.5 克静脉注射，随着病情好转逐渐减量停药，该药毒性低。

(6)人血白蛋白：单用人血白蛋白脱水作用较弱，常与甘露醇联合应用，早期应用除了脱水作用外，还可减轻血肿周围组织缺血性损害，因为人血白蛋白能与血肿中的金属离子（如铁离子）相结合，阻止它们对脂质过氧化的催化作用，亦可直接与氧化剂发生反应，一般用量为 20%人血白蛋白 100 毫升，每日 2 次，与甘露醇交替静脉滴注。

2. 宜知脑出血时应用脱水药原则

脑出血的急性期常有脑水肿，颅内压增高，甚至导致脑疝形成，因此应及时应用脱水药以降低颅内压，控制脑水肿。

(1)根据患者的临床症状和实际需要，决定脱水药的用量和用法。并密切观察颅内压的动态变化，调整治疗方案，做到有效控制，合理用药。

(2)有意识障碍者，提示病灶范围较大，中线结构已受影响，可给予 20%甘露醇 250 毫升静脉滴注，6 小时 1 次，并观察病情和意识障碍的动态改变，注意用药后症状是否缓解，以便调整用量和用药间隔时间。

(3)若患者昏迷程度加深，腱反射和肌张力逐渐降低，出现对侧锥体束征或去大脑强直样反应时，为病灶扩大或中线结构移位加重的征象。除应给予20%甘露醇250毫升静脉滴注，进行积极的脱水治疗外，并应加用地塞米松10～20毫克静脉滴注，每日1～2次，以上两药可同时或交替应用。

(4)临床症状较轻，患者神志清楚，无剧烈头痛、呕吐，眼底检查未见视盘水肿者，可暂不使用脱水药。相反，如有剧烈头痛或呕吐，可试给50%葡萄糖注射液60毫升静脉注射，并密切观察用药效应。若症状改善，说明确有颅内压增高。如果头痛、呕吐等症状未减轻，可能是蛛网膜下隙出血刺激所致，宜用镇痛药或镇静药。对此类患者，一般主张暂时不用甘露醇，以免干扰颅内高压的稳定性。

(5)脱水药一般应用5～7天。但若并发肺部感染或频繁癫痫发作，常因感染、中毒、缺氧等因素，而使脑水肿加重，脱水药的应用时间可适当延长。

(6)应用脱水药的过程中，既要注意是否已达到了脱水的目的，又要预防过度脱水所造成的不良反应，如血容量不足、低血压、电解质紊乱及肾功能损害等。

3. 宜知降颅压的良药——甘露醇

脑中风不论轻重，均存在不同程度的脑水肿，甘露醇仍是目前治疗脑水肿、降低颅内压的有效药物之一。只有合理掌握甘露醇用药时间和剂量等因素，并注意检测有关指标，才有助于提高急性脑中风的救治效果，并能避免其不良反应。

甘露醇的作用机制是通过渗透性脱水作用减少脑组织水肿。甘露醇也可能具有减少脑脊液分泌和增加其再吸收，最终使脑脊液容量减少而降低颅内压。此外，甘露醇还是一种较强的自由基清除剂，能较快清除自由基连锁反应中毒性强、作用广泛的中介基团羟自由基，减轻迟发性脑损伤，故近年已将甘露醇作为神经保护用于临床。

高渗(20%)甘露醇溶液静脉给药后可提高血浆渗透压，造成血浆与脑组织之间及血浆与脑脊液之间存在渗透压梯度，使脑组织的水分及脑脊液进入血液，从而缩小脑容积和减少脑脊液；甘露醇在体内不被代谢或极少量被代谢，且不进入细胞内，从肾小球滤过后，不被肾小管再吸收，在肾小管中保持足够的水分以维持渗透压，因此具有强烈的渗透性利尿作用。

此外，甘露醇使脑血管收缩，减少颅内血容量；降低血黏度，扩张肾小动脉，增加肾血流量，增强利尿作用；还可通过清除自由基，减轻脑水肿，使颅内压降低。

甘露醇使用时间，一般以 7～10 天为宜。使用剂量根据病灶体积、脑水肿程度和颅内压情况而定。病灶直径在 3 厘米以上者，每日应给予一定量甘露醇。病灶大、脑水肿严重或伴颅内压增高者，每次每千克 1～2 克，每 4～6 小时可重复使用；对出现脑疝者，剂量可更大些。尤其对于脑出血并发脑疝者，可为后续的手术治疗赢得时间。另外，快速注入小剂量每千克 0.25～0.5 克甘露醇，可获得与采用大剂量甘露醇类似的效果。

4. 急性脑出血用不用甘露醇

脑水肿是脑出血直接后果，积极控制脑水肿、降低颅内压是脑出血急性期治疗的重要环节。甘露醇可使血浆渗透压在短时间内明显升高，形成血与脑组织间的渗透压差，当甘露醇从肾脏排出时可带走大量水分，约 8 克甘露醇可带出 100 毫升水分。用药20～30 分后颅内压开始下降，可维持 4～6 小时。因此，甘露醇对降低颅内压、减轻脑水肿、保护脑细胞、预防脑疝形成、降低死亡率具有极其重要的作用。

急性脑出血患者在有颅内压增高的情况下才可应用甘露醇。目前，对于有脑出血但未出现脑疝患者是否使用甘露醇，国际上还没有一个统一的认识，所以还应根据主管医师对患者情况的判断来决定，个体化处理。甘露醇应用的疗程和剂量也应依患者的具体情况而定。

(1)脑出血最致命的病理生理变化是脑水肿，引起颅内压增高，最终导致脑疝，危及生命，因此消除脑水肿、降低颅内压是脑出血急性期治疗的当务之急。从动物实验结果来看，在出血部位的周围，早在出血后10～20分钟就可以出现脑水肿，但脑水肿真正达到高峰时间为24～48小时。为了预防和控制脑水肿，降低颅内压，临床医师常用20%甘露醇静脉滴注来治疗，而且往往在患者到了急诊室或病房后就开始使用。实际上，患者转送到医院时，一般最少都已经是出血后4～8小时了，有的甚至超过了12小时。临床上，极少看到由于用甘露醇而引起脑出血加重的。

(2)极少量(少于5毫升)脑出血患者，经头颅CT检查，出血灶周围只有极轻度的脑水肿，临床上并没有颅内压增高症状，就不一定要用甘露醇。最后要指出的是，目前头颅CT检查在我国已经广泛开展，所以脑中风急性期患者一定要做头颅CT检查，以便鉴别是脑出血还是脑梗死。而在治疗过程中，如果患者症状加重，如意识状态恶化、肢体瘫痪加重等，应该及时复查头颅CT，观察有无再出血、再梗死，或是水肿范围是否扩大，并采取相应的治疗措施。

(3)在急性脑出血患者中，使用甘露醇的目的是脱水还是降颅压？脑出血患者在急性期可出现脑水肿，水肿达到致命的、有危险的时候，即颅内压增高时，是需要使用甘露醇的。甘露醇治疗不仅使病灶处脱水，而且可使全脑组织脱水，因此甘露醇治疗是个降颅压治疗，不能认为是脱水治疗，利用它的脱水但达到的目的是降颅压，因而有颅压三联或四联征时应使用甘露醇。

(4)应视病情而定，即根据脑出血多少及水肿情况来决定是否应用甘露醇，而不是常规应用。在出血多、水肿较严重时须应用；

若出血不多，则不应该常规应用。

5. 宜知甘露醇降颅压有讲究

20％甘露醇作为治疗脑水肿、降低颅内压的首选药，在临床中得到广泛应用，但在实际应用中应注意如下几点。

(1)用药过早，反而加重出血：甘露醇用药时间不宜过早，要根据病情而决定最好的使用时机。尽管在甘露醇的禁忌证中明确注明：颅内活动性出血者禁用(开颅手术、有脑疝迹象除外)，然而在绝大多数情况下，只要怀疑脑出血或脑梗死时，现场急救的医务人员都会立即应用20％甘露醇去降颅压。这样做的后果是甘露醇同时使血肿以外的组织脱水，并使血肿-脑组织间的压力梯度增大，从而促使血肿扩张或加重活动性出血。根据临床观察，如自发性脑出血后6小时再开始应用甘露醇，其血肿增大的发生率显著低于即刻使用甘露醇的患者。由此可见，甘露醇治疗急性脑梗死确有疗效，但疗效的好坏程度与应用甘露醇的时间早晚不成比例。

(2)用量过大，徒增不良反应：甘露醇用量不宜过大，要从小剂量开始应用。在临床上，推荐在颅内压高于2.7千帕时开始使用甘露醇。甘露醇的应用最好在颅内压监测下，从小剂量开始调整用药。在实际的临床应用中，发现125毫升的甘露醇和250毫升的甘露醇的降颅压效果没有明显区别。而药物剂量过大反而容易导致脑疝形成和医源性过度降颅压而引起的不良后果。

(3)输入速度过快，进入恶性循环：甘露醇静脉滴注速度不宜过快，应根据个体情况适量调整，但输入速度最好小于每分钟15毫升。输入速度过快，短时间内血容量剧增，引起一过性血压升高，可致头痛、视物模糊，甚至急性肾功能损害。甘露醇静脉滴注速度过快，可使内环境的平衡系统破坏，引起电解质紊乱又加重肾功能的损害，最终导致渗透性肾病(又称甘露醇肾病)。快速静脉输入还可加速血脑屏障的破坏，加重局部脑水肿，形成恶性循环。

(4)用药时间过长,导致肾衰竭:甘露醇应用时间不宜过长,应根据患者情况及时停药。结果发现,绝大多数患者虽然入院前肾功能正常,但是静脉注射甘露醇3天后可出现肾脏功能损害。

(5)预防内环境紊乱:甘露醇在降颅内压的同时也带走了水分和电解质,若不注意易导致水、电解质紊乱和酸碱平衡失调,更加重脑损害。故在用药期间,应定期观察有关项目,及时发现和调整。切勿将由于严重内环境紊乱导致的脑功能恶化,误认为脱水不足而继续使用甘露醇,造成严重医源性后果。

(6)预防肾功能损害:甘露醇肾病表现为用药期间出现血尿、少尿、蛋白尿、尿素氮升高等。部分患者发病后不是死于脑中风,而是死于肾衰竭,其中部分与甘露醇有关。故对原有肾功能损害者应慎用。主张非必要时用量切勿过大,使用时间勿过长;用药期间密切监测有关指标;如发现问题及时减量或停用。一旦出现急性肾衰竭,应首选血液透析,经一次透析即可恢复。

(7)警惕不良反应:甘露醇过敏反应少见,偶有致哮喘、皮疹,甚至致死。当给药速度过快时,部分患者可出现头痛、眩晕、心律失常、畏寒、视物模糊和急性肺水肿等不良反应。原有心功能不全者,易诱发心力衰竭。剂量过大,偶可发生惊厥。避免药物外渗致局部肿痛,甚至组织坏死。

6. 脑出血患者应用甘露醇的注意事项

(1)用药时机问题:像急性期脑梗死溶栓治疗一样,临床医生所强调时间窗,是指从发病到确诊的时间为6小时,超过6小时溶栓的成功可能性不大。脑出血也应有时间窗,这个时间窗应是指从血管破裂出血开始到形成凝血栓子不再出血为止。在这段时间内应用甘露醇是危险的。因为高渗的甘露醇会逸漏至血肿内,血肿内渗透压随之增高,加剧血肿扩大,对脑细胞损害加重,并有可能酿成恶果。至于这个时间窗为多长,要以出血的程度而定。只要有活动性颅内出血，甘露醇应用就是禁忌。

(2)滴速问题：滴速越快，血浆渗透压就越高，脱水作用就越强，疗效会越好。但是，要注意患者的基础疾病。有心功能不全、冠心病、肾功能不全的患者，滴速过快可能导致致命疾病的发生。短暂的血容量升高可能引起急性心功能不全；过多的利尿可导致有效血容量不足，血黏度增高，会引起急性心肌梗死、脑梗死。过快的滴速可能对肾功能有损伤作用。

(3)用量问题：用量小脱水降颅压作用就小，用量大、滴速快其不良反应就相应增高。应根据患者的具体情况认真对待。小灶出血，可用20%的甘露醇125～150毫升较快速静脉滴注，每日2次或每8小时1次。比较大的出血灶可用20%的甘露醇250毫升，每8小时1次或每6小时1次，并要考虑其基础疾病。有心功能不全、冠心病、肾功能不全倾向者要慎用。

(4)水、电解质平衡问题：甘露醇为渗透性利尿药，必然伴随着水、电解质的丢失，所以必须同时注意补充水、电解质。按8克甘露醇带出100毫升水分计算，250毫升20%的甘露醇则可带出600毫升水分。若用250毫升，每6小时1次，即须补充水分2 400毫升。若补充水分不够，很可能会导致血容量不足、血压下降、血黏度增高。如患者出现血压下降，就要考虑是血容量不足所致，还是颅内压下降的好转趋势。所以，要经常测定患者的电解质，要密切观察血压。

(5)与其他药物的相互作用问题：因甘露醇不被人体代谢利用，尚未注意到与其他药物之间能否产生代谢影响。但在与利尿药合用时，更应注意水、电解质平衡问题。

(6)护理问题：随着室温降低，20%的甘露醇会结晶析出，在应用之前须用热水加热溶解，但要注意避免温度过高。甘露醇为高渗液体，静脉滴注时尤其注意渗出，以免造成皮下损伤。因此，在静脉滴注甘露醇时要密切观察，包括滴速、用量、渗出情况及患者反应。甘露醇是一种良好的脱水降颅压药，它不知挽救了多少患者的生命，但要注意其相应的不良反应。

7. 脑出血急性期宜慎用高渗糖

为何在脑出血急性期必须慎用高渗糖呢？一方面，脑出血急性期机体常处于应激状态，升血糖激素分泌增加可促使血糖升高；另一方面，老年患者并发糖尿病的患病率偏高，因而在脑出血急性期有1/3～1/2的老年患者血糖偏高。假如此时再给予高渗糖注射，就会引起血糖进一步增高并加重脑组织损伤，导致病情转重及危险增加。

研究资料表明，脑组织的缺血、缺氧可使糖酵解加速，而高血糖则为糖酵解提供更多底物，可引起乳酸、丙酮酸大量生成，加剧脑细胞酸中毒程度和破坏细胞内环境的稳定性，进而影响损伤局部脑血流的恢复，加重脑缺血、缺氧及促进脑水肿形成。因此，脑中风急性期要避免使用高渗糖静脉注射，即便是等渗葡萄糖液的用量也要有所限制，任何过度使用含糖溶液的做法都是有害的，对此要提高警惕。

(二)脑出血的降压治疗

1. 高血压性脑出血降压宜慎重

高血压性脑出血发病率高，死亡率高，1周内死亡率达20%～30%。出血后持续的高血压是高死亡率和不良预后的重要因素，因此预防和治疗的关键是控制血压。高血压性脑出血后，患者的血压会反射性增高，通常会大于患者既往的最高血压水平。一方面，由于机体原发的血压增加，是直接导致脑出血的病因基础；另一方面，脑组织水肿引起颅内压增高和脑组织缺氧，使血压反射性增高。过高的血压使脑供血增多，以及动脉血管内压力与出血周围的脑组织压差增加，从而增加脑出血和水肿的程度，形成恶性循环。

从生理和病理角度看，降低血压可减少血流压力，减轻出血速度和出血量。但过度降低血压又减少了脑血液循环，会产生不良后果。脑出血时红细胞比积及红细胞膜微黏度升高，以及血肿的占位效应、出血部位的分流和颅内压增加，如果过度强调降低血压的处置，过快、过大幅度降低血压，会使脑动脉灌注压下降，脑组织缺氧更为严重，并加重脑水肿，甚至导致循环衰竭。应当明确的是，治疗高血压性脑出血应是对血压进行监测及调整，而并非一定要降压。即便需要降压治疗，也应当谨慎从事，切忌将血压降得过低，或过快地将血压降下来。

脑出血是中老年人常见的急性脑血管病之一，其病因以高血压和脑动脉硬化最为常见，尤其以血压的突然增高为脑出血的关键诱因。因此，针对脑出血的治疗，应当重视调整血压。

高血压性脑出血时，不要急于降压，而要重视对血压的监测。只有当收缩压高于180～190毫米汞柱，舒张压高于105～120毫米汞柱时，才考虑采取降压措施。具体标准为2小时降压幅度不超过30%；先将收缩压降至约180毫米汞柱、舒张压约为105毫米汞柱，再逐渐降至病前基础血压或收缩压为160毫米汞柱、舒张压为90毫米汞柱水平。待脑水肿消失，出血停止，病情好转且稳定后，可降至135/85毫米汞柱以下的理想水平，以防止再次发生脑出血。

实践表明，高血压性脑出血的调整血压是非常关键的，只有科学合理地调整，才能有利于止血，减轻脑水肿和促进康复。那么，对高血压性脑出血患者怎样去控制血压呢？国内外大量研究结果证实，应慎重掌握降压治疗指征和降压程度：如果血压不超过180/120毫米汞柱，不需要进行降压治疗；如果血压超过200/140

毫米汞柱，最好及时降压治疗，但血压不宜过低，使血压控制在病前水平，或收缩压控制在160毫米汞柱，舒张压控制在110毫米汞柱为宜；降压治疗不能过于追求快速降压效应，或反复、大量甚至联合使用多种强效降压药物，一般不推荐使用强烈扩张血管的药物；降颅压、抗脑水肿治疗使用脱水、利尿药的同时，必须严密观察血压、周围循环及水与电解质平衡状况。

2. 脑出血伴高血压患者降压治疗不宜太急

不管脑出血处在何期及确切的疾病是什么，均有不同程度的血压升高，因此在其他除了因对症治疗外，降压治疗自然也在情理之中。但目前的问题是，个别医务人员对急性脑出血的降压过急、过快，且将急性期和恢复期混同起来，从而降低了患者的生存质量，增加了致残率、致死率。

那么，脑出血应该怎样进行降压治疗呢？正确的做法应该是，急性脑出血发病后48小时内血压升高是一种应激反应，发病2～5天又恰逢部分患者出现了脑水肿和颅内压增高，这时的高血压同时又是颅内压的表现之一，因此降压治疗不应列为常规。只有当平均动脉血压[(收缩压十舒张压)×2÷3]超过130毫米汞柱或收缩压超过220毫米汞柱时方可降低血压，且宜在严密血压监测下进行，降压的幅度是使血压降低20％为妥。

急性出血性脑出血，特别是脑出血急性期对高血压处理的指征尚未形成标准。血压过高会加重出血，血压过低会引发缺血，处理起来颇为棘手。目前，多数学者主张收缩压超过200毫米汞柱或舒张压超过120毫米汞柱时应给予降压，降压的幅度也是使血压降低20％为宜。

3. 对脑出血患者进行降压治疗是否正确

对于原发性的高血压脑出血，鲜有前瞻性的研究证据支持疾病过程中，将血压控制在特定的水平。所以，在脑出血后的急性期，更加积极地降压治疗是否可以降低再出血的可能，而不影响血肿周边的脑组织的灌注压，这一问题目前还是治疗脑中风研究界的一个未知数。

慢性高血压可以诱发微小血管病变，导致血管壁结构重构。这种微小血管的病理变化引起血脑屏障的破坏，增加血管破裂出血的可能，同时也增加了脑缺血发生的概率。不仅如此，长期的血压升高，还可导致神经元和胶质细胞在脑缺血时的损伤加剧。脑出血后，有24%的高血压患者在发病的早期（发病后24小时内）会出现血肿的增大。临床上有人担心，脑出血后的血压升高，会导致出血量的增加。出于这一假设，有些临床工作者，对高血压性脑出血患者，积极采取降压治疗。然而，对于脑出血后出现的血压升高，是否需要积极地进行降压治疗，降压幅度多少才安全，降压时机如何选择，血压下降后对神经系统的影响如何，这些问题，在治疗脑中风研究界一直存在着争议。

有的学者认为，颅内出血后，由于颅内压的上升，人体自身为了维持一定的脑灌注压，就通过循环调节作用，升高动脉血压，来保证脑灌注。倘若血压过低，就有可能造成脑灌注压不足，引起局部的脑缺血，并影响后期的神经功能的恢复。有的学者认为，自体血注射模型模拟的是，在大部分高血压患者脑出血病程中出现的一次性大量出血的过程。然而，许多临床数据显示了在相当部分患者的病程中，存在着再出血或者说血肿增大的可能。

目前认为，脑出血发病之后24小时内，无论是一过性还是持续性的高血压，都会延长出血时间、增加之后的再次出血的风险。然而，高血压并发脑出血的病理机制，脑出血后血压升高对血肿体积增大和神经损伤的影响等诸多问题，目前尚无定论。对于脑出血后出现的急性血压升高应如何处理才算适当，仍有待进一步的探讨。

4. 脑出血时为何有时不降血压

脑出血急性期和恢复期对降低血压的要求是不同的。脑出血急性期，由于应激等原因，多数患者会伴血压升高，但对大多数患者来说，此阶段并不主张降压治疗。第一，一定程度的血压升高有利于保证脑组织的血供，这是人体的一种代偿反应。很多脑出血患者本身就长期患高血压，他们的脑血管阻力较常人为高，发病时患者的血压水平往往不足以克服脑血管的阻力，从而导致脑血液灌注不足。第二，急性期患者脑血管的自身调节能力下降，平均动脉压的轻度下降就可以导致脑血流量的减少。第三，多数患者在发病 24～48 小时后血压会自行下降。

脑出血恢复期控制高血压是预防脑出血再次发生的最重要的治疗手段之一。有高血压病史、长期使用降压药的患者，以及脑出血治疗后血压仍居高的患者，脑出血后仍须持续进行降压治疗；对于血压正常者，也应密切观察血压数周乃至数月，以决定是否接受降压治疗。在患者可耐受的情况下，最好能将血压降至 140/90 毫米汞柱以下。降压治疗应于脑出血急性期过后、患者病情稳定时（一般为脑出血后 4 周）开始。值得注意的是，降压过程中如果出现头晕、头痛、恶心、乏力及嗜睡等症状，可能是脑供血不足，应及时向医生咨询，以调整血压水平至可耐受的程度。

5. 宜知控制好血压等于防止再出血

脑出血患者通常引起自主神经高级中枢功能紊乱，血压剧烈波动，起病后血压常维持在一个较高水平，且波动很大，不利于止血，有促使再出血的危险，因此有人认为适当降低过高的血压是治疗脑出血的一个关键。

常用降压药物如下：①尼卡地平（佩尔地平），10 毫克持续静脉滴注，并根据血压调整滴速。②乌拉地尔（压宁定），用法同尼卡地平。③应用利尿药，但应注意补钾。④待病情稳定，血压维持适当水平，可考虑口服降压药，因老年人对氯丙嗪特别敏感，用药后可发生不可控制的血压下降，重者导致死亡，因此对脑出血者慎用或不用。对于血压过高的患者可抬高床头30°～50°，待血压降低后再将床放平；如血压持续下降，收缩压低于 90 毫米汞柱，提示预后不良，应加用升压药。⑤静脉应用的硝酸甘油作用迅速，除扩张冠状动脉以外，还同时减低心脏的前后负荷，降低血压。开始剂量 5～10 毫克/分钟，逐渐增加剂量，每 5～10 分钟增加 5～10 毫克/分钟，停药数分钟作用即消失。对有冠心病或心绞痛发作的患者尤其有效。

（三）脑出血止血药的应用

1. 常用的止血药

（1）直接作用于血管的药物：①卡巴克洛（安络血），主要通过增强毛细血管对损伤的抵抗力，使断裂的毛细血管回缩，降低毛细血管的通透性和脆性，从而达到止血的目的。临床上主要用于鼻出血、咯血、血尿、视网膜出血、血小板减少性紫癜等。卡巴克洛常与维生素 C 合用以产生协同止血的作用。成人口服每次 2.5～5 毫克，每日 3 次，儿童减半。肌内注射卡巴克洛每次 10 毫克，每日 2～3 次，儿童减半。②垂体后叶素，含催产素和加压素。加压素能直接作用于血管平滑肌，使毛细血管、小动脉和小静脉收缩。由于肺小动脉收缩，可减少肺内血流量，降低肺静脉压力，有利于肺血管破裂处的血栓形成而止血。本品还可用于门脉压增高的上消化道出血的止血。静脉滴注每次 10～20 毫克，加入生理盐水 250～500 毫升中缓慢滴注。

（2）改善和促进凝血因子活性的药物：①维生素 K_1，是参与肝内凝血酶原合成的必需物质。本品适用于由维生素 K 缺乏所引起的各种出血性疾病，如低凝血酶原血症、阻塞性黄疸及胆瘘患者手术前、新生儿出血性素质。由于本品可选择性地作用于消化道平滑肌，所以对各种原因所致的胃肠道、胆道平滑肌痉挛所引起的疼痛有解痉镇痛作用。②酚磺乙胺（止血敏、止血定），可增加血小板数量，并可增强其聚集性和黏附性，促使血小板释放凝血活性物质，加速血块收缩，还可增强毛细血管抵抗力，降低其通透性，减少血液渗出。适用于防治外科手术出血、紫癜，以及脑、肺、肝、消化道、泌尿道、眼底、牙龈等的出血。

(3)抗纤溶药物：①氨基己酸，对纤维蛋白溶酶原的激活因子产生竞争性抑制作用，使纤维蛋白溶酶原不能被激活为纤维蛋白溶酶，从而抑制纤维蛋白的溶解而达到止血目的。常用于外科手术出血、妇产科出血及肝硬化出血等。②氨甲苯酸（止血芳酸），止血原理与氨基己酸相同，但效果强 4～5 倍，对一般性渗血效果较好。

2. 高血压性脑出血是否应用止血药

临床上常说的脑出血多指的是高血压性脑出血，由于高血压、动脉粥样硬化引起脑内动脉壁出现了许多小的微动脉瘤，在激动、饮酒、精神紧张等刺激下使血压过度升高，两种因素的作用会引起这些微动脉的破裂，可能为一个微小动脉瘤持续出血，也可能同时许多个微小动脉瘤一起出血。另外，静脉和毛细血管也有可能出血，有时一下子能出血几十毫升，甚至达到 100 毫升以上。脑实质的出血有一个特点，由于血管破裂处比较小，加上血肿很快产生一定压力将破裂的地方压迫止血，一般在出血后几小时内（不超过 24 小时）能自动止血，因为单纯的高血压性脑出血不是凝血机制的障碍，因此给予止血药有弊无利。

引起脑出血的原因种种，有一些脑出血不是由高血压引起，如血液病(血小板减少性紫癜、白血病等)所致的脑出血,抗凝药引起的脑出血,因这样的出血属凝血机制障碍引起,这时就需要应用止血药,这与高血压性脑出血截然不同,血液病引起的脑出血应用止血药,除了止血目的外,主要是治疗原发性疾病,如血小板减少引起的出血。

3. 脑出血患者应用止血药有讲究

目前,对于脑出血急性期是否应用止血药尚存争论,国内资料中未见有止血药对脑出血有降低病死率和延长生存时间的报道。各种止血药主要是阻止实质性毛细血管出血,但对动脉破裂所致的出血无明显作用,盲目应用止血药易诱发脑梗死或心肌梗死。一般认为,对有出血倾向或血液病患者,应补足血液成分,氨基己酸属抗纤溶药,有阻止纤维蛋白溶酶的形成作用,抑制纤维蛋白溶解,也有一定解除血管痉挛的作用,故临床仍应用于治疗脑出血,通常应用1周。

关于高血压性脑出血是否使用止血药,一直是一个有争议的问题。在探讨这个问题之前,先要明确出血的发生机制、病理过程及出血后机体是否存在凝血功能的异常。

(1)高血压性脑出血作为高血压最严重的并发症之一,其发生机制为:长期高血压导致小动脉平滑肌发生透明质变,同时由纤维素性坏死引起的小动脉壁变薄部位可在较高的压力下膨出,形成微动脉瘤。无论是明显变薄的小动脉壁,还是微动脉瘤,动脉血压短暂极度升高时破裂都是高血压性脑出血的主要原因,而不同于抗凝或溶栓治疗时发生的脑出血。

(2)高血压性脑出血的病理过程也是决定是否使用止血药的重要因素,传统的观点认为本病是瞬间事件,只在数分钟内有活动性出血。最近的研究结果显示,脑出血是一个动态的过程,约1/3患者在发病数小时内血肿有扩大。研究结果还显示,在脑出血发生前应用抗血小板聚集药或抗凝药是继续出血的相关因素。也就是说,接受抗栓治疗的患者,出现脑出血后,其发生继续出血的可能性比未接受抗栓治疗者要大。

总之,对于高血压性脑出血的止血治疗,建议医生根据患者的具体情况,综合评价,其中有价值的因素是病前是否曾溶栓治疗、服用抗血小板聚集药或抗凝药、超早期就诊及凝血分析的结果。可根据患者的具体情况及医生的临床经验灵活掌握。

(四)脑出血慎用或忌用的药物

1. 脑出血患者宜慎用硝酸甘油

硝酸甘油具有扩张血管和降低心脏负担的作用,但前提必须是正确服用。含服硝酸甘油时,千万不能站着服用,因为患者直立时,由于重力作用,大量血液积存在下肢,易造成血容量相对不足,血压下降,致使患者头晕,甚至昏倒。

服用硝酸甘油正确的姿势是坐着或蹲着,硝酸甘油会使全身静脉扩张,静脉容量增加。平卧位含药虽不会发生直立性低血压,但流向心脏的血量增加,加重心脏负担也会使药效减弱。另外,硝酸甘油能使脑压和眼压升高,青光眼、脑出血患者更要慎用。硝酸甘油有效期约为1年,患者应留意药物的有效期,并及时更换。

2. 脑出血患者忌用溶栓药

常用溶栓药有重组组织型纤溶酶原激活剂(rt-PA)、尿激酶、巴曲酶、降纤酶、蚓激酶等。应用此类药如果能达到溶解栓子的目的是最为理想的,可是全身静脉用药时往往需要大剂量,有时会造成出血的危险性。因此,脑出血患者忌用溶栓药。

3. 脑出血患者忌用抗凝药和改善脑血循环药

抗凝药(如低分子肝素等)能防止血液凝固,但应用时要每天检查凝血酶原时间和活动度,条件较差的医院无法进行。此外,抗凝治疗也有出血的危险性,因此脑出血患者忌用抗凝药。

改善脑血循环药如脉络宁、复方丹参、红花、葛根等中药提取物口服或静脉滴注,以起到活血化瘀、改善脑血循环的作用。因此,脑出血患者一般不用改善脑血循环药。

4. 脑出血患者忌用血管扩张药

(1)盐酸罂粟碱:对平滑肌有舒张作用,尤其是对脑血管有直接扩张作用。亦可降低外周血管阻力和脑血管阻力,增加脑血流量,改善脑血氧供应。

(2)环扁桃酯(抗栓丸):作用类似罂粟碱,能松弛血管平滑肌,扩张脑、肾、冠状动脉和四肢血管,增加血流量,改善微循环,其作用较温和、持久。

(3)烟酸:具有扩张脑血管,增加血流量,促进神经细胞代谢和降低胆固醇的作用。

(4)培他司汀(培他定):有较强的扩张脑血管,改善脑血液循环,提高脑血流量的作用。尤其对椎-基底动脉系统扩张作用更强。

(5)碳酸氢钠:可使血液中二氧化碳浓度增高,造成代谢性碱血症而使血管扩张,增加脑血流量,改善脑缺血。

(6)长春西丁(卡兰片):可使血管平滑肌松弛,增加脑血流量,降低血液黏稠度和抑制血小板聚集。

(7)曲克芦丁(维脑路通):具有抑制血小板和红细胞聚集,降低毛细血管通透性和脆性,改善脑循环等作用。

5. 脑出血急性期禁用阿司匹林

阿司匹林对脑梗死的防治具有肯定的效果，但任何药物都有适应证，应在专科医生指导下用药。脑出血急性期禁用阿司匹林，恢复期主要是稳定血压及控制其他危险因素，不主张常规服用阿司匹林，否则可能事与愿违。高血压患者应尽量选用能稳定降压，对心、脑、肾有保护作用的长效药物。

服用阿司匹林预防脑中风，应在医生指导下进行，并定期随诊，千万不能自己随意乱用。患者一旦发生脑血管异常情况，应第一时间去医院。时间对于脑中风的治疗是非常关键的，因此在患者出现脑中风迹象时，一定要及时联系急救中心，请专业人员将患者送往医院治疗。

五、脑出血的中医中药治疗

1. 脑出血患者的中医治疗

(1)髓海空虚者:头痛头晕,健忘,目光呆滞,反应迟钝,久则骨骼痿弱,偏废失用。治宜填精荣脑。方用大补元煎加减,药用紫河车10克,龙眼肉15克,桑椹30克,熟地黄18克,太子参15克,丹参15克,赤芍、白芍各9克,郁金12克,石菖蒲9克,远志9克,茯苓9克,生蒲黄12克。

(2)痰浊蒙窍者:神志呆滞,失语,癫痫,呕不欲食,舌苔厚腻,脉象弦滑。治宜化痰开窍。温化寒痰用二陈汤;清热化痰用贝母、竹茹、竹沥、白矾;重镇祛瘀用礞石、铁落、朱砂、磁石;化痰开窍用石菖蒲、远志、白矾;熄风化痰用天麻、胆南星、天竺黄、羚羊角(代)等。

(3)气血亏虚者:头晕肢麻,重者萎废不用,面色无华,失眠多梦,食少倦怠,舌淡苔白,脉沉细。治宜补气养血,安神定志。方用归脾汤加减,药用党参15克,白术15克,黄芪10克,当归10克,茯神15克,远志15克,龙眼肉10克,阿胶(烊化)12克,莲子15克,杏仁15克,炙甘草6克。

(4)益智骨碎方:益智仁10克,骨碎补10克,补骨脂10克,天竺黄10克,何首乌20克,枸杞子30克,石菖蒲10克,郁金10克,丹参30克,川芎10克,陈醋(冲服)15毫升。水煎服,每日1剂。具有化痰、补肾的功效。

(5)山甲马钱子方:穿山甲尾片(炒成珠)60克,精制马钱子6克,熟附片3克,僵蚕3克,陈醋适量。诸药分别研细末,混匀备用。淡醋汤送服,每次3克,每日1次。

(6)加味补阳还五汤：黄芪120克，白芍50克，当归身、桂枝、牛膝、地龙各20克，何首乌、云茯苓、赤芍、菟丝子、女贞子各25克，土鳖虫10克，陈醋(冲服)20毫升。水煎服，每日1剂，睡前服。连续服药15剂为1个疗程。

(7)海风藤秦艽方：海风藤、秦艽、牛膝、杜仲、桑寄生各15克，巴戟天、白芍、木瓜、制附子、狗脊、木香各20克，薏苡仁50克，肉桂10克，陈醋(冲服)15毫升。水煎服，每日1剂。

(8)二六汤：生地黄12克，牡丹皮12克，泽泻12克，茯苓12克，酸枣皮12克，牡蛎12克，龙骨12克，山茱萸12克，竹茹12克，白芍12克，山药15克，石菖蒲9克，远志6克。水煎服，每日1剂，每日2次。具有滋阴潜阳、开窍化痰的功效。

2. 中药脑血通能干预治疗急性脑出血

脑出血后出现脑水肿，释放的凝血酶能直接损伤神经细胞，破坏血脑屏障，诱发脑水肿。在长期的临床实践中，研究组运用中医中药理论，研究开发出以水蛭为主要成分的中药“脑血通”。临床实践表明，“脑血通”含有的水蛭素，能有效抵抗凝血酶的毒性作用，减轻凝血酶的毒性损伤，控制出血，降低死亡率和致残率，并可有效减轻脑出血的后遗症。通过多年临床观察，采用这一方法治疗出血性脑中风的总有效率达87.5%。

3. 脑出血患者宜用活血化瘀中药

近年来的治疗观察证明，活血化瘀药用于脑出血急性期取得了确切的治疗效果。研究证明，这是因为活血化瘀药有对抗脑内血肿、脑水肿、脑组织变性坏死等作用。

(1) 解除脑损伤部位血管痉挛状态，提高脑血管的自动调节功能，增强损伤脑组织对缺氧的耐受性，促进神经功能恢复，缩小病灶范围。

(2) 抑制血小板聚集,调节止血与纤溶过程,使高凝状态者血黏度降低,低凝状态者血黏度上升。

(3) 改善出血灶局部的微循环,增强吞噬细胞的作用,促进颅内血肿的吸收。

(4) 降低血压,改善脑损伤部位毛细血管的通透性,减少渗出,降低脑组织含水量,使颅内压下降。

(5) 调节血液流变学,控制和防止脑中风病程中血液高黏滞综合征的发生。

(6) 由于活血化瘀中药富含铜、锌、锰等多种微量元素,通过对机体微量元素的调节,从而改善了颅内应激状态,使脑中风症状缓解。

4. 脑出血患者宜用安宫牛黄丸

安宫牛黄丸能解热止痉,对中枢的调节既有兴奋作用又有明显的抑制作用,对生命中枢有一定的保护作用;能降低体温,防止或减少惊厥,减少气管内分泌物,从而减轻脑水肿及脑细胞的损害,促进大脑功能恢复;对细菌、病毒有抑制和灭活作用,减轻细菌内毒素对脑细胞的损害;调节中枢神经递质乙酰胆碱和儿茶酚胺的活性,从而恢复脑干网状结构上行激活系统,达到开窍复苏的目的。

六、脑出血恢复期的用药

(一)脑出血患者恢复期的常规用药

1. 脑出血恢复期的用药治疗

(1)预防用药:已证实阿司匹林一类的抗血小板药,可以防治25%~40%的脑出血患者复发。虽然阿司匹林已经是有百年历史的老药了,仍不失为缺血性脑出血防治的一线药物,因其可减少血小板聚集和增进正常的血液流动。临床试验证实,阿司匹林的适宜剂量为每日 75~100 毫克,噻氯匹定为每日 250 毫克 ,氯吡格雷为每日 75 毫克,这些药物可长期服用。服药期间注意药物的不良反应:阿司匹林主要是消化道不良反应,患者不能耐受治疗;噻氯匹定最常见的不良反应是腹泻和中性粒细胞减少,因而在治疗后的前 3 个月应每 2 周检查全血细胞计数,一旦发现中性粒细胞减少,应立即停止用药,均为可逆性;氯吡格雷与噻氯匹定的化学结构类似,不良反应较后者少,安全性上胜过后者和阿司匹林。对阿司匹林不能耐受的患者,氯吡格雷是一种很好的选择。

(2)针对病因用药:①高血压。初始药物选择从长效型药物开始,低剂量,每日 1 次,逐渐增加剂量;也可选择低剂量联合用药。单纯高血压者可选择利尿药或 β 受体阻滞药;如同时伴有 1 型糖尿病且有蛋白尿者,可选择血管紧张素转化酶抑制药;如伴有心力衰竭者,可选择血管紧张素转化酶抑制药和利尿药;单纯收缩性高血压的老年人选择利尿药最好,或双氢吡啶、钙离子拮抗药;伴有心肌梗死者,选择 β 受体阻滞药等,伴有收缩功能障碍者可选择血管紧张素转化酶抑制药。②糖尿病。2型糖尿病患者要口服降糖药，如磺脲类、双胍类、α葡萄糖苷酶抑制药和胰岛素增敏药。2型糖尿病的药物联合治疗常用方案是磺脲类加二甲双胍，磺脲类加α糖苷酶抑制药，磺脲类加胰岛素。③血脂异常。脑出血同时伴有血脂异常者一旦脑出血稳定，就应控制血脂异常。脑出血后胆固醇大于5毫摩/升(193毫克/分升)的患者，应用他汀类药物治疗；动脉血管粥样硬化引起缺血性脑出血患者并发胆固醇升高，建议用他汀类药物降低胆固醇，有证据显示可预防脑出血。

2. 脑出血康复期常用的促进脑细胞功能恢复药物

(1)吡硫醇(脑复新)：为维生素 B_6 衍生物，能促进脑内葡萄糖及氨基酸的代谢，改善全身同化作用，增加颈动脉血流量，调整脑血流量。每次1～2片，每日3次，口服。

(2)吡拉西坦(脑复康)：为中枢兴奋药，有一定的抗血小板凝集作用；能促进神经功能障碍的恢复，提高学习和记忆能力。每次0.8～1.6克(每片0.4克)，每日3次，口服。

(3)阿米三嗪萝巴新(都可喜)：能扩张血管增加动脉血流量，增加功能性毛细血管面积，改善微循环；又能减少血小板和红细胞聚集，提高缺血脑组织的代谢功能，保护缺氧时易受损伤的脑细胞，还能使血氧分压升高，改善脑细胞代谢，促进脑功能。口服片剂，内含主药30毫克，辅助药10毫克，每次1片，每日2次；滴剂，每次40滴，每日2次。

(4)三磷腺苷(ATP)：为促进神经营养性能量药物，每片20毫克，每次2片，每日3次，口服。

(5)脑活素：为脑蛋白水解物注射液，能增强脑细胞抗缺氧能力，促进与改善脑细胞代谢，皮下注射1～2毫升，每日1次；肌内注射1～5毫升,每日1次;静脉注射5～10毫升,每日1次;静脉滴注10～30毫升,加入到5%～10%葡萄糖注射液100～500毫升中缓慢滴注,每日1次,10～20次为1个疗程。

(6)氟桂利嗪(氟桂嗪、西比灵):为一种选择性钙拮抗药,可改善脑部血循环,增强脑细胞对缺氧的耐受性,保护脑组织。每次5～10毫克,每日1次。

(7)尼莫地平:为1,4-二氢吡啶类钙离子拮抗药,脂溶性药物,易透过血脑屏障选择性作用于脑血管。不仅可治疗脑出血,对预防脑出血再发也有一定作用。每日20～100毫克,分3次服用。

(8)双氢麦角碱(喜德镇):有效的脑代谢增强药,可改善脑活力,有抗衰老作用;可增加脑血流量和对氧的利用,改善脑递质水平,对改善脑细胞的代谢起积极作用。每次3毫克,每日1～3次。

(9)其他:选择具有抗氧化、调节内分泌及免疫功能的药物,会对脑出血康复有一定的促进作用,如维生素C、B族维生素、大豆卵磷脂、核酸等。

3. 脑出血恢复期常用的中成药

(1)活血化瘀类(如复方丹参滴丸等):能扩张冠状动脉和血管,增加血流量,改善血液流变学,抗血栓形成和血小板聚集,抗动脉硬化,有利于病灶周围血肿水肿的吸收,改善临床症状。但不能用于急性期主治,以治本为主。

(2)芳香开窍类(如安宫牛黄丸等):以"开通"见长,疏通经络,理气活血,使"通"而"不痛",故临床治疗疼痛,尤其是久治不愈的顽痛。在治本的同时加用芳香中药,多获捷效;亦可清热化湿达到清脑复神的目的。多适用于急性期,以治标为主。

(3)活血化瘀、芳香开窍双效类(如血栓心脉宁片等):从血液、血管两方面改善病变,标本兼治。对于脑梗死患者,发病之日起即用有利于脑症状的改善。

(4)大黄䗪虫丸：活血化瘀，通经消痞。每次1～2丸，每日2次，口服。孕妇忌用，如发生皮肤过敏时应停用。

(5)甜梦口服液：益气补肾，健脾和胃，养心安神。主治脑中风后遗症如脑血管栓塞。每次20毫升，每日2次，口服。

(6)清开灵注射液：清热解毒，化痰通络，醒脑开窍。主治脑中风(缺血或出血)所致的高热、神志不清、偏瘫。每日1次，清开灵注射液20～60毫升加入10%葡萄糖注射液250毫升中静脉滴注。

4. 脑出血恢复期用药有讲究

脑出血后药物治疗固然重要，但如果忽略了康复治疗，恢复的可能性几乎为零。在脑出血的常见诱发因素中，因为服药不当而导致发作的也占有很大比例。如高血压患者在血压升高尤其是出现症状后，求愈心切，大量服用降压药物，导致血压大幅度下降，促使脑血栓形成，发生缺血性脑出血。

大多数镇静药都有抑制大脑皮质、扩张血管、松弛肌肉、抗抽搐的作用，如用量过大，也会引起缺血性脑出血。利尿药的大量长期使用，使水分从尿中排出，可造成体内失水过多，形成血栓，引起脑出血。

在应用卡巴克洛(安络血)、酚磺乙胺(止血敏)等止血药时，会因血液凝固性增加而促使血栓形成，也会导致发生脑出血。这无疑给众多患者提了个醒：在脑出血治疗中，无论预防还是治疗，一定要正确用药，科学合理地进行降压、调血脂、抗血小板聚集等药物的治疗。

有关的临床观察和统计结果表明，虽然引起脑出血患者发生二次脑出血的原因很多(如饮食习惯、情绪激动、气候变化、劳累过度等)。但最主要的原因还是服药不当或未能坚持服药，且至今仍有许多患者还未充分认识到脑出血恢复期服药的重要性和相关的用药知识。

5. 脑出血恢复期用药忌"一短三乱"

很多患者在脑出血恢复后，经常会乱服药，这样很容易使脑出血再次复发。脑出血恢复期的治疗是一个长期的系统工程，包括心理、功能、药物等多方面。功能恢复的程度与原发病的严重程度相关，恢复得好坏，会不会二次复发关键在于能否长期用药、有效用药，全面控制血压和血糖，调节血脂，降低血黏度。

脑出血恢复用药不能"一短三乱"。一短，即坚持服药时间短，根据脑出血加重与复发的规律，脑出血患者服药至少应该坚持5年，5年后复发率才会明显下降(5%)，功能恢复才基本定型。三乱就是乱用西药、乱用中药、乱用保健品。一些人为了寻找所谓"特效药"，听信"野广告"，结果经常上当受骗。一般来说，脑出血恢复期的治疗用药不必追新求奇，一些临床常用的基本用药就很有效，不必再选用其他药物。

6. 脑出血恢复期患者伏天忌停药

许多脑出血的恢复期或后遗症半身不遂患者及家属误认为伏天阳气太盛，服药不如立秋以后药物利用吸收好，因而有一部分患者减少药量甚至不服药。这种做法是不科学的，因为当暑热外蒸、腠理开泄、毛孔开放时，机体最容易受外邪侵袭。而脑出血患者本来气血虚弱，若遇外邪侵袭，很容易脑出血复发或旧病加重，再加上许多患者在伏天擅自停药，更进一步增大了脑出血发生的可能性。

现代医学证明，脑出血的发生与高血压、血脂异常、高血黏稠度、心功能不全等因素密切相关。患者在脑出血后要坚持长期合理治疗，以控制血压、血脂、血黏稠度在一个良好的水平。如以降压药的应用为例：高血压患者一般伴有动脉硬化，用药物使血压维持在正常水平后，若突然停用降血压药，血压就会突然反弹，加之动脉管壁硬化，弹性减弱，血液会突破血管自身的调节机制而引起出血。反之，若擅自增加降压药的剂量，血压降得过低，血流速度减慢，亦可因本来黏稠的血液滞留阻塞血管而引起脑梗死。

7. 忌认为偏方能治好病

不少人患脑中风后，四处奔走寻找偏方，或多方打听有无特效药物，似乎不论花多少钱，只要找到一剂“灵丹妙药”，能把病尽快治好就行。这种想法往往是不现实的，它不仅贻误治疗，还容易上当受骗，因为任何一种类型的脑中风，治疗效果的好坏取决于多种因素，特别关键的是治疗时间、病灶部位、年龄大小、个人素质和既往健康状况。当然，发病后头 72 小时内的合理救治和良好的护理是一项相当重要的因素。即使到了恢复期，给予合理有效的康复治疗，也会获得明显的效果。

8. 忌盲目选择药物

脑中风恢复期患者应该选用什么样的药物，是患者及其家属都十分关心的问题。从预防脑中风复发和治疗后遗症的角度来讲，无论是中医还是西医，都比较一致地认为脑中风恢复期患者还是选用中药制剂为好。虽然长期服用中药煎剂也存在着诸多不便，如每天都需要煎熬中药，每次的服用量比较大等，但随着中药制剂的不断发展，现在已有很多适合于脑中风恢复期患者使用的中成药，如血栓心脉宁、脑梗死片、脑中风回春丸、华佗再造丸、大活络丹等问世。患者可以在医生的指导下，根据病情和体质等具体情况，通过辨证的方法有针对性地选择服用。必要时，还可配合一些调补之类的中成药，如益气、滋阴、温阳、养血类药物，这样便可取得更加理想的疗效。

9. 忌奢望有特效药

不少脑中风患者及其家属求愈心切，总想找到一种或几种特效药，使用后能在短期内得到康复，或有效防止复发。于是，有些人错误地认为进口药、贵重药、特效药就是好药，不惜一切代价给患者应用，这样不但达不到预期的效果，而且有可能上当受骗。

其实，就脑中风患者而言，由于引起脑中风的病因非常复杂，有高血压、血脂异常、高血黏度、高血糖等疾病，这些疾病都属于慢性病，其治疗也都需要有一个漫长的过程，所以脑中风恢复期患者的用药也就更为复杂。因此，对于脑中风恢复期患者，不要奢望有什么特效药能在短期内使患者获得痊愈或者不再复发。

脑中风患者及其家属需要特别注意的是，患者在用药预防脑中风复发和治疗后遗症的同时，不能忘记采取必要的措施控制血压、调节血脂、降低血黏度、控制血糖等容易引起脑中风复发的原有疾病，只有这样才能有效地预防二次脑中风和治疗脑中风后遗症。

10. 忌有病乱投医且不合理用药

当前，报刊、电视上形形色色的广告让患者迷了眼，有的患者及家属盲目听信，自行选购所谓“疗效”在90%以上的药物；有的不做任何检查，就用溶栓药物；有的迷信进口药、贵重药。实际上这些药物或成分单一，或适应范围小，治疗局限性很大，而且用药只有对症才有效，不对症反而花钱耽误病情。因此，那些声称啥病都治的药是不可轻信的。即使同一种病，每个人病因并非完全相同，应找出病因，选择最佳治疗方案。治疗要个性化，不能千篇一律。应由专业医生针对患者的不同病情，开展有针对性的治疗，在采用药物、针灸、仪器等手段治疗的同时，还须进行正确的康复锻炼。

11. 忌“头痛医头，脚痛医脚”

目前，治疗脑中风的传统药物多为单一治疗的外源性产品，往往只针对血液和血管，治疗不全面，造成脑中风患者的运动、语言等神经功能无法恢复。尤其是脑中风，35%的脑中风患者同时还患有冠心病，这类患者一定要心、脑同治，否则很容易复发、猝死。还有不少脑梗死并发静脉曲张或脉管炎等，只有采取系统治疗，才能达到全面康复的目的。

12. 不宜认为用药品种越多越好

一些求医心切的患者，会经常服用各种不同的药物，特别是过分相信报纸、杂志宣传的特效药，他们以为这样会起到更好的效果，其实不然，有些药物虽然商品名不同，但在化学成分上可能同属一类药物，是不能联合应用的，否则会出现一些严重的不良反应而加重病情。再者，老年人各脏器功能减退，肝、肾功能代谢能力减弱，药物在体内停留时间长，更易发生药物中毒。

一些有过脑中风表现的人往往惶恐不安，于是四处看病。甲医生开了“圣通平”，乙医生开了“尼富达”，殊不知这些名称不同的药，其实都是硝苯地平(心痛定)，结果因用药过量导致脑中风。也有的患者牢记“是药三分毒”，血压高了也不用药，其结果可想而知。

13. 不宜认为少服几次药没关系

许多脑中风患者伴有高血压、血脂异常、糖尿病等，虽用药治疗，仍需定期去医院检查，在医生指导下将血压、血脂、血糖控制在理想状态。还有一部分脑中风患者并发心房颤动者，需终身使用抗凝药，这些患者服药期间一定要进行凝血指标的监测，因抗凝药过量，会引起出血，药量不足，则会引起血栓，故需根据病情及时调整用药剂量。

一些老年人由于记忆力差，常忘记或重复服药。所以，建议中老年朋友将自己常服的降压药、降糖药、强心药等分开包装，上面注明服用日期及早、中、晚具体时间，或者把每日用药种类按时间写在一张纸上，贴在醒目处作为备忘录。工作繁忙的朋友应备三套药，办公室、家里、手提包内各一套，随时提醒自己服药。

14. 不宜中途停药

突发脑中风的患者，若能及时获得有效治疗，绝大部分能度过急性期(危险期)。此后，再经过1～3个月的治疗，患者可基本痊愈，大多数人可不留或仅留轻微的后遗症，从此转入恢复期。恢复期普遍较长，一般需要3～6个月。其间，若患者有半身不遂、言语不清、口角歪斜等，经半年治疗仍不能恢复的话，即为脑中风后遗症。

为了减少后遗症的发生，患者在这一年内就要坚持用药及进行康复治疗。但一年以后是否可以不服药？根据临床资料统计，脑中风在第一年内的复发率为25%～30%，第二年为17%～20%，第三年为20%～23%，第四年为15%～18%，而到了第五年，则为5%～9%。由此可见，脑中风患者的服药时间，最好坚持至少5年。

15. 不宜自己选用中成药

从预防脑中风复发和治疗后遗症的角度来讲，大家比较一致地认为，中药制剂能起到良好的效果。尤其是近年来，中药制剂不断发展，市场上出现大量的中成药，如脑心通胶囊、通心络胶囊、溶栓胶囊、脑栓通胶囊、脑中风回春丸、华佗再造丸和复方丹参滴丸等。

药物种类很多，但患者却不能轻易自行挑选。原因在于，中医的精华在于辨证施治、分证论治。脑中风属于本虚标实证，重点在于虚与瘀。在急性期(发病的时候)以祛瘀为主，治疗宜活血化瘀，其效果已基本得到肯定，也是目前采用最多的疗法。但进入恢复期的患者就不一样，多以虚证为主，故治疗上就应以补虚、益气、活血、育阴、熄风等为主。

而每一种中成药的作用均有侧重，这一点，并非患者所能辨别。患者在不懂得自己的病症，也不太了解药物作用的情况下，就要避免自己挑药，而应该先咨询中医师，让中医师根据病情和体质等有针对性选择，如此才能发挥药物的最佳效果，也能尽量避免错选药物的危害。

（二）脑出血患者恢复期慎用抗血小板药

1. 什么是抗血小板药物，常用抗血小板药有哪些

抗血小板治疗是指通过药物抑制血小板活化，从而阻止血小板参与血栓形成。抗血小板药物可以从多个步骤干扰血小板的激活，抑制血小板聚集的过程，包括附着、释放和（或）聚集。

常用的抗血小板药物主要有阿司匹林（乙酰水杨酸）、噻氯匹定（抵克力得）、氯吡格雷（波立维）、双嘧达莫（潘生丁）。国际指南（美国心脏协会、欧洲心脏病学会）推荐：氯吡格雷＋阿司匹林至少服用1年，才能稳定病情，降低复发风险。氯吡格雷至少服用1年，阿司匹林需终身服用。

2. 抗血小板药对哪些心血管疾病有一定防治作用

抗血小板药物对大多数血管闭塞事件风险增高的患者均具有保护作用，包括急性心肌梗死或急性脑中风、不稳定型或稳定型心绞痛，以及既往有心肌梗死、脑中风、脑缺血、外周动脉疾病或心

房颤动病史的患者。

其中,阿司匹林是目前有大量循证医学证据,可用于一级和二级预防领域的抗血小板药,是抗血小板治疗的基石,对于缺血性脑中风稳定型和不稳定型心绞痛、心肌梗死等均有较好的效果。

3. 防治脑中风应重视脑血管检查和抗血小板治疗

近年来,我国缺血性脑中风发病率上升很快。有关专家指出,颅动脉狭窄是缺血性脑中风发作、复发的重要原因,其发生和发展与动脉粥样硬化密切相关,高危人群应高度重视脑血管检查和抗血小板治疗。

经颅多普勒超声(TCD)、磁共振血管造影(MRA)及计算机断层扫描血管造影(CTA),是目前常用的无创性脑血管疾病检查手段。对于有脑中风病史的患者,应优先考虑进行脑血管状况检查;对于无脑中风病史,但有高血压、糖尿病等的患者,也应前往三甲医院神经内科,主动进行脑血管影像检测。

那么,一旦发现问题应采取哪些干预措施呢?目前,抗血小板药是治疗和预防缺血性脑中风的基石,氯吡格雷、阿司匹林都可作为首选药物。防治脑中风是一场“持久战”,目前患者在接受治疗过程中存在两大误区:用药不规范和擅自停药。因此,患者应该在医生的指导下坚持足疗程治疗,同时要形成良好的生活方式,积极降血压、调血脂,有规律地进行体育锻炼等。

4. 应用抗血小板药的禁忌证及注意事项

抗血小板药的禁忌证主要如下:各种出血性疾病,如血友病、血小板无力症、血小板减少性紫癜,以及尿毒症、严重肝功能损害、肾功能损害、溃疡病和存在活动性出血等。

在患者使用抗血小板药物（即使小剂量）期间，须监测消化道出血情况：①嘱患者观察便色，识别柏油样便。②检查便隐血，建议每次复诊时检查。③检测血常规，如每月 1 次，观察血红蛋白是否有下降趋势。若结果提示疑似出血或有出血征象，可行胃镜检查，以便早期诊治。

5. 服用抗血小板药发生出血后如何处理

接受抗血小板药一、二级预防者发生消化道出血时，可暂停抗血小板药并进行相应处理；未置入支架的急性冠脉综合征患者发生消化道出血时，即使抗血小板治疗未达 1 年，也可视情况停用 1 种或 2 种抗血小板药物；置入支架的急性冠脉综合征患者在接受双联抗血小板治疗期间发生消化道出血时，若停用抗血小板药，易发生支架内血栓，死亡风险很高，权衡风险获益，不能只依赖停药，而应对出血进行急诊局部处理。

6. 如何使用质子泵抑制药防止消化道出血

从消化科医生的角度，反对患者长期服用质子泵抑制药，如奥美拉唑、泮托拉唑、兰索拉唑、埃索美拉唑等。若患者无泌酸问题，只因服用抗血小板药物而长期应用质子泵抑制药，会导致胃酸功能全部被抑制，胃蛋白酶活性丧失，胃肠功能紊乱。因此，可采取间断服用质子泵抑制药的方式，选择合理用药间期，即按需服用。例如，在介入治疗后前 3 个月（胃肠道反应高发期）服用质子泵抑制药，之后停用，采用胃黏膜保护药替代，若有任何胃肠不适，再应用质子泵抑制药。

7. 阿司匹林可能会引起脑出血

服用阿司匹林可以降低心肌梗死和缺血性脑梗死的发生，但同时也可增加脑出血的发生，可是前者的发生远大于后者，很明显，阿司匹林的正作用大于其引发出血的不良反应。

直到20世纪70年代，人们才发现阿司匹林的抗血小板作用，目前阿司匹林已被广泛用于脑血管疾病的二级预防。研究结果显示，阿司匹林能增加脑出血的危险性，脑外科医生在临床上也发现很多服用阿司匹林后脑出血的患者。对于这些患者，一是脑内出血不容易凝住，二是手术成为相对禁忌证，因为手术中患者止血非常困难。

在国外，很多60岁以上的患者常服阿司匹林。亚洲人在药物剂量耐受性方面比西方人小，一般认为，小剂量阿司匹林（每日100毫克）对于亚洲人是安全的，但中等剂量到大剂量（每日300毫克）的阿司匹林可能会增加亚洲人发生脑出血的危险性。而长期使用阿司匹林（超过28个月），脑出血的发生率相对增加。85岁以上的老年人易并发淀粉样血管病，发生脑出血及其他出血性并发症的危险性增加，故这一年龄段的人群使用阿司匹林时应慎重。

一是对于脑缺血患者来说，需要服用阿司匹林，但服用时建议小剂量服用，要在医生的建议下用药，不要自己买药乱用；二是控制血压，定期复查血常规、血凝等，适当锻炼防止血管老化，避免受伤，做到安全有效地服用阿司匹林。

8. 高血压患者服用阿司匹林是否增加脑出血的危险性

所有抗血小板药物都会增加出血的危险性，但合理使用阿司匹林后患者的获益远大于危险。对服用阿司匹林进行二级预防的人群而言，该药使患者获益的程度是危险的30～50倍，因为心肌梗死和脑中风无论对个人还是家庭来说都是致命的打击。

阿司匹林引起的出血主要表现在胃肠道非致命性出血，与安慰剂相比，其发生率绝对值每年增加为 0.12%（每 900 人服用 1 年阿司匹林出现 1 例消化道出血）。颅内出血发生率增加的绝对值更低，每年仅为 0.03%，因此迄今为止，单一的试验均未能证实小剂量阿司匹林可导致颅内出血增加。例如，20 000 人参加的高血压最佳治疗（HOT）研究及对 40 000 人观察 10 年的女性健康研究，均未发现小剂量阿司匹林可导致颅内出血增加，只有更大规模的荟萃分析才可以证实其中的差别。

具体到高血压患者，HOT 研究结果显示，阿司匹林并不增加血压控制良好高血压患者的颅内出血的危险性。考虑到阿司匹林给患者带来的益处远远超过危险，因此对于血压控制较好的高血压患者，应考虑使用阿司匹林。

9. 服用阿司匹林有讲究

阿司匹林的主要作用是抗血小板聚集，是一种预防复发性质的抗凝药物，当然它的治疗效果还是非常肯定的。对于很多人说的会不会引起出血现象，这一点确实是存在的。阿司匹林服用多了会造成脏器出血现象，服用少了又起不到好的效果，所以服用阿司匹林还是有很多问题需要注意的。

首先，查明原因再服药。有些患者常常弄不明白小量脑出血和脑梗死，因为小量脑出血的症状和脑梗死有些相像，所以就容易误把脑出血当作脑梗死来进行治疗。如果在这种情况下服用阿司匹林是很危险的。其次，服药期间要注意身体变化。服药期间一定要做到防过敏现象，有阿司匹林过敏史的患者不可服用。另外，如果出现哮喘、重度过敏等症状，一旦出现这些症状应该立即到医院急诊；注意不要服用过量，过量服用阿司匹林还会造成中毒，如出现大汗淋漓的情况；注意有胃部病变的人要谨慎服用；在剂量方面，不是说服用 2 片就一定合适，要养成看剂量服药的好习惯，如果有基础病的患者为了预防而服药，最好在睡前服用，每日 75

毫克。

对于想要预防和治疗脑梗死的患者来说，长期服用阿司匹林是一定需要的。除了坚持服用阿司匹林外，还可以与双嘧达莫一起服用。双嘧达莫的作用也是抑制血小板凝集，改善冠脉供血，效果也是不错的，而且它与阿司匹林相比出血情况小一些。其实对于服用阿司匹林出血现象不必担心害怕，但是一定要做到定期检查。长期服用阿司匹林的患者，最好每 2 个月做一次粪便隐血检查。特别是中老年人可以常做脑中风筛查和动态血压监测，严格把好健康关。

10. 忌滥用阿司匹林

有些人为了预防脑中风，常年服用阿司匹林。国内外的大量研究资料表明，阿司匹林对预防缺血性脑中风的作用有限；同时阿司匹林有一些不良反应，禁用于消化性溃疡病、有出血倾向或出血性疾病或对水杨酸类过敏者。老年人患高血压的比率高，如果平时血压高、药物控制得不好，服用阿司匹林就增加了脑出血倾向，此时必须权衡利弊，慎用阿司匹林。只有那些没有阿司匹林禁忌证，同时存在多种脑中风因素或频繁发作“小中风”时才宜服用。

七、脑出血并发“三高症”的用药

（一）脑出血并发高血压的用药

1. 高血压引起的脑出血患者是否需要一直服用降压药

（1）发病早期（1个月内）的血压，应保持在发病前（不是发病时血压）的水平。因为高了可诱发再出血，低了影响脑供血。

（2）急性期过后（发病1个月后）应把血压降下来，以防再发生脑出血。具体多少要结合自身情况，如血压降至120～140/80～90毫米，没有头晕等不良反应为最好，如果有症状可将血压再降低一点，药物最好用长效制剂。

2. 高血压患者降压药的选择

高血压是目前造成人类死亡最重要的因素，治疗主要靠药物。目前，降压药根据药物种类可分为中药、西药两类；根据药物成分可分为单药和复方制剂。患者在选择降压药物时，除了要遵循医嘱以外，年龄、体重、血压状态、肝肾功能、心血管因素及并发疾病、经济条件等都是需要关注的因素。那么，高血压患者需要怎样选择降压药呢？

（1）血管紧张素转化酶抑制药（普利类）：可改善胰岛素抵抗，减少尿蛋白。对肥胖、糖尿病和心脏、肾脏靶器官受损的高血压患者具有较好的疗效。适用于并发心力衰竭、心肌梗死、心房纤颤、蛋白尿、糖尿病肾病症状的高血压患者。妊娠妇女、肾动脉狭窄、用药后出现刺激性干咳和血管性水肿的患者应慎用。

(2)血管紧张素Ⅱ受体拮抗药(沙坦类):具有起效缓慢、持久、稳定的优势。首选人群为不能耐受血管紧张素转化酶抑制药的高血压患者。

(3)钙离子拮抗药(地平类):有二氢吡啶和非二氢吡啶类药物,该药物具有降压迅速、降压疗效及幅度相对较强的优势。并发颈动脉粥样斑块、伴有高血糖、血脂异常、高尿酸、冠心病或外周血管病的患者为首选人群。心力衰竭、心率缓慢、传导阻滞的患者不适宜非二氢吡啶类药物。

(4)利尿药:该药物具有起效较平稳、缓慢、持续时间相对长的特点。单纯收缩期性及敏感性高血压、更年期女性、肥胖、心力衰竭的高血压患者为首选人群。并发有低血钾、高尿酸、血脂异常、糖尿病的患者要慎用。

(5)β受体阻滞药(洛尔类)。起效迅速,首选人群为心率较快或并发心绞痛、心律失常、心力衰竭的高血压患者。急性心力衰竭、支气管哮喘、心动过缓、重度房室传导阻滞、外周血管疾病患者不宜服用。

3. 沙坦类降压药的特点

(1)氯沙坦(科素亚):这是最早投入临床应用的沙坦类(血管紧张素Ⅱ受体拮抗药)降压药。每日服用1次,通常剂量50毫克,连续服用5天后,血压便开始明显下降。本品还有助于从尿中排出过多的尿酸,因此高血压患者尿酸增高时服用较为安全。近年来,将氯沙坦联用利尿药氢氯噻嗪(双氢克尿噻)12.5毫克制成复方制剂(海捷亚),增强了降压效果。

(2)缬沙坦(代文):其作用迅速,起效较快,每片50毫克,每日服用1次(1片)。

(3)依贝沙坦(安搏维):国产者为伊太青(胶囊),每片为150毫克,每日服用1次(1片)。口服后吸收良好,不受食物影响。

(4)替米沙坦(美卡素):最近才在我国上市,每片80毫克,每日服用1次(1片)。能24小时强效、持久控制血压。

以上4种沙坦类的降压强度和疗效大致相同,难分伯仲,它们在我国中等以上城市均能通过医生看病后凭处方购买。这类药物有以下共同特点:①都是长效降压药物,所以能稳定控制24小时内的血压,符合理想降压药物的要求。疗效肯定,特别是不良反应很少,可以说是所有降压药物中最为安全、能被绝大多数各种年龄和不同血压水平的高血压患者所接受。与普利类降压药物一样,沙坦类也不能用于妊娠妇女、双侧肾动脉狭窄的患者。②除氯沙坦外,其他3种药物都随剂量加大而降压作用增强,都可以在常用剂量基础上适当增量以加强疗效。③沙坦类降压药对心、脑和肾都有良好的器官保护作用,大规模临床试验表明,对并发心力衰竭、糖尿病、肾脏疾病和左心室肥厚的患者,在降低血压时,还能使上述并发症得到有效防治。④沙坦类降压药与其他主要降压药物都可联合应用,而且两种或更多的不同种类降压药物互相配合符合降压药物的应用原则,值得提倡。

4. 老年高血压患者应用降压药的基本原则

老年高血压患者常伴有冠心病、糖尿病、高脂血症等,用降压药降低血压是治疗高血压的主要疗法。值得注意的是,使用降血压药物需因人而异,并在选择药物上多加注意。研究调查发现,合理应用降压药患者的平均寿命普遍比不用降压药的患者要高。因此,老年人一旦确诊患有高血压,并且必须服用降压药的话,在用药过程中,应该注意如下基本原则。

(1)降压治疗原则:由于老年人血压不稳定,故在降压治疗中应贯彻整体治疗的原则,采用药物与非药物相结合的方法,循序渐进，平稳降压。若非高血压急症，一般无须急剧降压。坚持长期规律的降压治疗，提高服药的顺从性，对老年高血压的控制，提高生存率，改善生活质量十分重要。

(2)确定治疗方案：使用抗高血压药物时选择每日1次的长效药物，从小剂量开始。选择从单一用药或小剂量联合用药。另外，根据临床情况调整药物选择。并且根据危险性和血压水平决定治疗的强度。

(3)降血压的基本原则：①首先采用非药物疗法，限钠，减肥是比较有效及安全的非药物疗法。②老年高血压治疗首选药物是利尿药和地平类药。目前，公认有效的联合用药组合为：利尿药＋洛尔类药、利尿药＋普利类药、地平类药＋洛尔类药＋普利类药、洛尔类药＋α受体阻滞药等。③为防止首剂效应，无论单一或联合用药，降压药均应从小剂量开始，逐渐加量，一般推荐每日1次用药。除非高血压急症，应避免血压降低过快、过低而加重心、脑、肾等器官缺血。④治疗中应考虑某些药物(如糖皮质激素、非甾体抗炎药)对降压疗效的干扰。

5. 老年高血压患者宜学会正确使用降压药

老年高血压患者服用降压药，一定要在医生指导下进行，不应擅自调整剂量或更换用药；要坚持按医嘱用药，一次也不能忘记，即使血压已降至正常，症状完全消失，也应每天坚持用药。如果每日1次服药，以早晨7:00为最佳服药时间；如每日2次服药，则以早晨7:00和下午15:00为好，一般降压药不宜在夜晚服用。

(1)普利类药＋利尿药：如卡托普利、依那普利等与利尿药合用，可以优势互补。“普利类”是主角，利尿药是配角，不良反应互相抵消，配方中利尿药一般选用的是氢氯噻嗪，这种药效果好，价格低，小剂量12.5～25毫克就能起到很好的作用。如卡托普利每次2.5毫克，每日3次，合用氢氯噻嗪6.25～12.5毫克，每日1

次，效果好，经济实惠。

（2）地平类药＋利尿药：如硝苯地平、尼群地平、尼莫地平等与利尿药氢氯噻嗪配方，相得益彰。

（3）沙坦类药＋利尿药：如氯沙坦、缬沙坦、依贝沙坦等与利尿药合用。

（4）洛尔类药＋利尿药：如美托洛尔、普萘洛尔、比奈洛尔等与利尿药合用。

6. 服用降压药需坚持“五要三不要”原则

服用降压药是现代人治疗高血压的主要疗法。需要服用降压药的高血压患者应注意，降压药必须坚持服用，并且在服药过程中，应坚持“五要三不要”的原则。

（1）要根据不同的类型、分期和有无并发症的存在，由医生决定采用何种适宜的降压药，切不可擅自滥用。

（2）对轻、中度高血压，要选一种降压药，从小剂量开始逐渐增大剂量，达到降压目的后，再逐步改为维持量，以保持血压不再增高。

（3）病情较重的要联合应用几种降压药，可提高疗效，减少不良反应。

（4）要密切注意在应用降压药过程中，可能出现的各种不良反应，以便及时发现并加以纠正。

（5）用药过程中，要经常测量血压，根据血压变化调整药物剂量。

（6）不要凭自我感觉增加或减少剂量，以免出事。自我感觉是不可靠的，如头晕，血压高时可出现头晕，而血压过低时，也会感到头晕。

（7）不要自己擅自更改药物的种类或剂量。

（8）不要轻信传言和广告宣传，切莫停用降压药而改用偏方、秘方或用保健品代替降压药，以免造成严重后果。

7. 宜选对降压药的服用时间

血压在一天中会不断波动，什么时候用降压药更能平稳降压，是很多人关心的话题。选对降压药的服用时间，首先要关注其能发挥效果时间的长短。

(1)短效降压药：常用的有硝苯地平、卡托普利、维拉帕米等。硝苯地平维持降压时间约 5 小时，卡托普利约 6 小时，维拉帕米约 6 小时，所以一天必须服用 3 次，否则不能保证全天血压平稳。这类药建议每隔 6 小时服用一次，最好早上 6：00、中午 12：00 和傍晚 19：00 各 1 次。

(2)中效降压药：常用的有依那普利、非洛地平、美托洛尔等。它们在血液中维持的时间为 10～12 小时。如硝苯地平控释片，服用后能维持最低的有效血液中药物浓度在 12 小时以上，尼群地平也可以维持 6～15 小时，依那普利则可达 11 小时。这类药一天服用 2 次。建议患者在早上 6：00～7：00 和下午 16：00～17：00 服用。

(3)长效降压药：常用的有氨氯地平、贝那普利和沙坦类降压药等。维持降压疗效在 24 小时以上。这些药达到稳定的降压作用时间也较长，一般需 4～7 天。长效药一天只需要服用 1 次。为有效的控制 24 小时的血压，一般可选在早上 6：00～7：00 服用。

8. 降压药宜早晨服用

心脑血管疾病最易在凌晨急性发作，而凌晨引发心脑血管事件的罪魁祸首就是“清晨高血压”。因此，早晨服用降压药，控制“清晨高血压”是预防心脑血管病发作的有效方法。

正常情况下，人在夜间睡眠时血压降低，在凌晨 2：00～3：00 最低。清晨醒来血压快速升高，晨醒后开始日常活动的最初几小时内(清晨6:00～10:00)血压达到或者接近最高峰。这时的血压甚至比夜间高40～50毫米汞柱以上,这在医学上称之为“血压晨峰”。但是,正常人的“血压晨峰”的血压不会超过135/85毫米汞柱。一部分高血压患者的血压在凌晨会突然上升,如在清晨至上午的这段时间内血压持续超过135/85毫米汞柱,这一类型的高血压病便可称为清晨高血压,约50%的老年高血压患者表现为清晨高血压。

研究结果显示,心肌梗死在上午9:00的发生率比晚上21:00高3倍,心源性猝死的发生高峰也在上午,老年人在凌晨去世的占60%,心血管疾病突发者达70%～80%。脑中风、心绞痛、猝死和心肌梗死在早晨发生率最高。因此,早上刚刚醒来后的几小时也是高血压患者一天中最危险的时段。因此,只要良好地控制住“清晨高血压”,也就能减少心脑血管事件的发生率。

9. 坚持用降压药保护心、脑、肾

遵医嘱坚持服用降压药,能延缓高血压的进展,减少其对全身血管的伤害,降低心脏病、脑卒中、肾衰竭的风险。近年来,美国食品和药品管理局(FDA)在其官方网站发表科普文章介绍,除了控制血压,不同的降压药还对心、脑、肾有额外的保护作用。

(1)对大脑的保护作用:主要包括作用于中枢神经系统的降压药,如利美尼定(爱博克),它能降低收缩血管物质的含量,使脑部和其他部位的血管松弛,从而降低血压。此外,可乐定等中枢降压药还能缓解血压过高引起的偏头痛等症状,但是,需要严格遵循医嘱。

(2)对心脏的保护作用:①洛尔类药如美托洛尔(倍他乐克)。能抑制交感神经过度兴奋,减少对心肌的损害,同时还能减慢心率,改善心脏的充盈与顺应性。②地平类药如硝苯地平。能帮助松弛血管平滑肌,降低心脏的负荷,让心跳不那么费力,其扩张血管的效果也较好。③血管扩张药如硝普钠。能直接作用于血管的平滑肌，松弛小动脉和静脉，防止动脉狭窄，同时不影响血流分布，可用于高血压并发心功能不全患者的治疗。

(3)对肾脏和泌尿系统的保护作用：①普利类药如卡托普利。能阻断收缩血管化学成分的形成，从而扩张血管。②沙坦类药如氯沙坦。可通过阻断收缩血管的过程，从而降低血压，对肾功能不全患者有一定的保护作用。③肾素抑制药如雷米克林。肾素是一种由肾脏产生的物质，能启动一系列的升高血压的生物化学反应步骤。肾素抑制药的作用机制是抑制升高血压的过程。④利尿药如呋塞米(速尿)。作用于肾脏，帮助机体排除钠盐和水，通过减少血容量，减少肾脏和全身的血管负担，降低血压。在降压药中，噻嗪类利尿药常作为首选(但不是唯一选择)。

以上降压药物虽然作用的部位不同，但都能通过控制血压，防止疾病进展，起到保护全身血管和重要脏器的作用。控制血压是高血压患者一生的任务，很多生活方式的改变(如减肥、平衡饮食和运动)对于控制血压、血糖、血脂都有益处，但是很多人还要同时服用降压药才能控制好血压。除了选择合适的治疗方法外，一定要在医生的指导下选择某种或某几种降压药，必须坚持服用，不要擅自停药。

10. 降压药药效降低的原因

口服降糖药出现失效现象对于糖尿病患者来说较为频繁，而其实降压药也会出现这种失效的现象，不少高血压患者对此十分疑惑。药效降低可能有三个方面的原因，用药不规范及药物调整不及时是关键，患者在服用降压药时切忌自主停药，同样随意调整用量也是大忌。

(1)疾病发展：高血压可能累及肝、肾，且有些影响是不能逆转的。这并不单纯是药物本身的原因，但通过调整用药能改善。例如，很多人从开始的单纯血压高，逐步出现血脂高、尿酸高或血糖高等多种情况，这就需要考虑联合用药来保护心、脑、肾等靶器官，减少并发症。

(2)用药不规范：如果没有坚持服药，擅自调整用量，可能影响药物发挥效果。有的患者从经济角度考虑；有的人觉得“是药三分毒”，不愿背上“药罐子”的包袱，自我感觉好的时候不服药，自觉血压高、发晕和难受时再吃几天药，这都会影响药效。

(3)药物没有及时调整：医生会根据每个患者的具体情况开药，但患者个体差异大，应定期复查，必要时调整用药方案。如果一种降压药开始服用时效果好，却没有定期复查，一般长期效果不会太好。

不少降压药用得越久，降压疗效反而更强，如缬沙坦(代文)等血管紧张素Ⅱ受体拮抗药。因为它的降压作用是通过阻断受体起效的，服药后1年作用较6个月强，6个月较3个月强。因此，当服药有效时，不必频繁更换品种。

11. 控制高血压等于控制脑出血

预防脑出血，关键的是控制好血压。10年前，欧洲脑中风患者约有20%是脑出血，通过推行积极控制血压，现在已降到10%；同为亚洲国家的日本，通过积极控制血压，脑中风患者中的脑出血患者已降到20%。因此，高血压患者一定要坚持按医嘱服用降压药。专家特别指出，循证医学证据表明，目前市场上供应的各种降压药，无论国产的还是进口的，无论价格高低，疗效没有很大区别，因此不一定要用昂贵的药物。

12. 忌单纯药物治疗

药物干预是高血压患者的必需治疗原则，但是在服用药物的同时注意调整生活方式，如合理饮食、适量运动和心理平衡，才能更有效地发挥药物疗效，有利于血压的平稳。实践证明，高血压患者如果认真对待自己的病情，乐观向上地生活，同样也能够取得长寿的效果。

(1)合理饮食：应控制能量的摄入，限制脂肪的摄入。多吃含钾、钙丰富而含钠低的食品，限制盐的摄入量，多吃新鲜蔬菜、水果，并戒烟限酒。

(2)适量运动：运动除了可促进血液循环、降低胆固醇的生成外，还能促进肠胃蠕动、预防便秘、改善睡眠。高血压患者最好选择散步、慢跑、太极拳、骑自行车、游泳等有氧运动，因为有氧运动可降低血压。

(3)心理平衡：高血压患者的心理表现是紧张、易怒、情绪不稳，这些又都是使血压升高的诱因。患者可通过改变自己的行为方式，培养对自然环境和社会的良好适应能力，避免情绪激动及过度紧张、焦虑，遇事要冷静、沉着，使自己生活在最佳境界中，从而维持血压稳定。

13. 忌睡前服用降压药物

高血压患者服用降压药的目的，是为了控制血压过高，防止发生并发症。而当人入睡后，因为人体“生物钟”的控制，加上人体处于静止状态，可使血压自然下降。有专家观察发现，当人入睡后血压可下降 20%，且以入睡后 2 小时最为明显。如果患者在临睡前服了降压药，2 小时也正是降压药的高效期，这样两种作用重叠，就可导致血压明显下降，使心、脑、肾等脏器发生供血不足，甚至诱发脑血栓或心肌梗死。因血压的峰值出现在每天 6:00～12:00，故主张将降压药安排在晨间服用，以控制高血压的峰值，对预防并发症的发生有积极意义。除已知当时血压过高外，一般应避免睡前服用降压药。如每天多次服药，应将每天末次服药的时间安排在睡前 3～4 小时。

14. 忌不合理降血压

许多老年人都知道，高血压既可能导致脑出血，也可能诱发脑缺血，因此降压心切。但是，降血压过快、过低却潜伏着危险。因为慢性高血压患者脑血流自动调节曲线右移，换句话说就是脑组织已经适应了偏高的血压，一旦过快地降低到所谓的“正常”水平，脑血管调节功能丧失，反而促使或加重脑缺血。

目前，公认的方法是治疗个体化，即根据各人原来的血压水平、动脉硬化程度、自我感觉等，将血压降到合理的数值。这个合理数值目前尚未定论，原则上应接近正常血压或略高，如果降压后感到头晕、手麻或原有症状加重，即提示血压可能降得太低了。

15. 不宜认为降压药服用越多血压降得越快越好

其实，药物不是服用越多效果越好，降压药亦然。服用降压药的目的是降压，如果一种降压药一天只服一次就能平稳降压，原则上就不再加用第二种。自作主张地增加剂量和增加降压药的种类，不仅不能达到良好的降压效果，反而会危及生命安全。此外，血压也不是降得越快越好，血压降得太快过低，反而会出现头晕、心悸等不适症状，甚至导致重要器官灌注不足，出现不良并发症。因此，一个有经验的医生通常是用最少的药、最小的量达到最大的治疗效果。一个理智而聪明的患者或患者家属，也应该有这样的认识。

一些高血压患者在得知血压高后，往往很着急，希望能很快将血压降下来，这种想法是错误的。高血压患者应将血压控制在低于140/90毫米汞柱，并发糖尿病和肾病的患者降压目标以低于130/80毫米汞柱为宜。但对于并发脑血管狭窄的高血压患者，为保持充足的脑部供血，应将血压维持在相对高一些的水平。脑血管狭窄程度较重时，如果将血压降得过低，会使本来就已处于缺血状态的大脑进一步加重缺血，发生脑梗死。所以，对高血压的治疗应根据患者的实际情况将血压控制在合理的水平。

16. 不宜忽视降压药的不良反应

降压药都或多或少地存在一些不良反应。如甲基多巴可出现嗜睡、眩晕、腹胀等不良反应，不适用于嗜铬细胞瘤引起的高血压；帕吉林(优降宁)的不良反应更多，可出现恶心、呕吐、失眠、多梦、定向障碍等，恶性高血压及肾衰竭晚期、甲状腺功能亢进、精神病患者忌用；卡托普利可出现咳嗽、皮疹等，孕期及哺乳期妇女不宜服用。因此，患者用药时要注意了解所用药物的不良反应，以免引起不良后果。

17. 忌随意间断用药

目前，高血压是全世界公认的引发脑卒中的首要危险因素。血压越高及高血压持续的时间越长，脑卒中发生的可能性就越高。很多患者往往在治疗期间感到症状减轻或者消失，就自作主张间断用药，其实这样的服药方法很不好，会造成血压忽高忽低，使血压得不到长期控制。高血压病因复杂，至今无法根治，只能对症降压治疗，因此必须终身治疗。

如果服降压药后血压降至正常水平，只能说明此时选用的降压药和服用的剂量基本合适，使血压得到控制，并不能说明高血压病已得到治愈或心、脑、肾血管受累发生的病变已恢复正常，所以仍应坚持治疗。当然，在血压平稳一个阶段后，可以在医生的指导下适当减少药量。从目前情况来看，多数高血压病患者需持之以恒终身用药。

18. 忌血压高时服药正常就停药

很多患者在应用降压药治疗一段时间后，血压降到正常就立即停药。结果停药后血压又升高，还要再使用药物降压，这种间断和无规律的治疗不但造成血压波动，而且加重了动脉硬化和对心脏、脑、肾脏等器官的损害。正确的服药方法是血压降到目标范围后，在医生的指导下坚持服药。

除了少数早期轻型高血压患者，可通过消除高血压的危险因素，如减少食盐摄入量、戒烟限酒，以及消除焦虑和精神紧张来控制血压外，大多数高血压患者需要终身服药，即使血压降至正常也不能停药，否则或早或晚会恢复到治疗前的水平，引起“停药综合征”或诱发严重的心、脑、肾、血管疾病。正确的方法是，待血压有效控制在正常水平 1 年后，在医生的指导下逐步减少药物的种类及药物剂量，用最少的药量达到最理想的治疗效果。

19. 忌擅自停用降压药

(1)无头晕、头痛等不适，自认为高血压好转而停药：高血压患者通常没有明显不适感，只有在血压非常高时才会有头晕、头痛等症状。有些患者误认为没有症状血压就是正常的，或高血压已好转，因此擅自停服降压药。事实上，高血压所带来的风险大多是在没有任何临床症状下发生的。平时即使没有任何症状，患者也不可随意停药，而应定期在家中测量血压，根据所测得的血压水平，与诊治医生进行讨论，再由医生决定是否需要调整降压药的剂量或停药。

(2)自认为运动可降压，无须再服药：定期的体育锻炼的确有助于降低血压，特别是那些达到出汗状态的体育运动。一些人误以为自己天天参加体育锻炼，就可以不服降压药了。体育锻炼的降压作用非常有限，而且往往缺乏长期性。即使参加了体育锻炼，血压暂时恢复到正常，也不能擅自停药。而必须经过专业评估后，由医生决定是否有必要调整降压药剂量甚至停药。

（3）自认为“是药三分毒”，尽量不吃或少吃降压药：有人认为，“是药三分毒”，药物能不吃尽量不吃，必须吃则尽量少吃。其实，由国家食品和药品监督管理局批准上市销售的各种化学药品，都通过了完整的有效性与安全性评估，因此在推荐使用剂量范围之内，这些药物通常非常安全，即使长期甚至终身服用也不会对人体产生伤害。研究结果证实，降压药可以有效降低血压，显著降低发生脑中风与心肌梗死等严重心脑血管疾病的风险。因此，不能因为害怕降压药的不良反应，就不吃或少吃甚至拒绝服用降压药。事实上，在医生指导下服用降压药，还是非常安全的。

（4）不知道高血压需长期服药：有的高血压患者以为高血压经过治疗后可“痊愈”。当然，随着对高血压病因与发病机制的研究，已找到一些有效控制血压的办法，但迄今为止，高血压仍不能根治或治愈。血压水平是人体神经内分泌调节系统与心脏、血管系统相互作用、综合平衡的结果。当血压升高时会带来非常严重的心血管疾病风险，因此需要长期坚持服药，才能控制血压，降低患者发生中风、心肌梗死等疾病的风险。

（5）自认为随着年龄增长血压会自然增高，无须再服药：随着年龄增长，人体内的大小血管会出现程度不同的弹性功能下降（或称为动脉硬化）。通常，收缩压在中年后会持续升高，舒张压则在进入老年后因大动脉硬化而不再上升，甚至有所下降。一些人想当然地认为，随着年龄增长，血压增高是自然现象，不必服药治疗。血压水平随年龄升高绝非必然，更不能称为自然升高，而是一种病理现象，有非常严重的后果，需要继续服用降压药，控制血压，以降低心血管疾病的风险。另外，通过限制钠盐摄入、加强体育锻炼等措施，可以延缓动脉硬化的进程，使动脉血管在老年期仍然富有弹性，维持正常血压。

(6)工作繁忙,经常忘记服用降压药:中年高血压患者,整天忙忙碌碌,压力大,根本无暇顾及自己的身体健康,以致经常忘记服用降压药而被动停药。患者需要提高对降压治疗重要性的认识,尽可能坚持每天早上洗漱后服用长效降压药(每天服用1次,可以控制24小时血压)。这样,患者不需要把药物带到工作场所,也不会因为工作太专心、繁忙而忘记服药。

(二)脑出血并发高血脂的用药

1. 绿色调脂的关键

(1)吃对食物:正确饮食有益调脂。三文鱼等富含ω-3脂肪酸的深海肥鱼、鱼油、坚果、大蒜、豆类和各种果蔬,以及全谷食物都有益于调脂。研究结果还发现,苹果是调脂首选水果之一,每天吃2个苹果,坚持1个月,80%的患者胆固醇水平会显著降低。

(2)正确运动:积极运动有助于提高高密度脂蛋白水平,最好选择有节奏、全身性、长时间的中等强度有氧运动,如快走、慢跑、爬楼梯、游泳、骑自行车、跳广场舞等。研究结果发现,坚持有氧运动3个月,可使总胆固醇降低9%,三酰甘油降低15%,高密度脂蛋白增加15%。

(3)防止超重:身体超重或肥胖很容易引起血脂代谢紊乱,导致血脂水平升高。研究结果发现,肥胖或超重参试者积极减肥之后,其低密度脂蛋白水平也会随之降低。因此,积极锻炼、减轻体重可使血液中的三酰甘油水平降低20%～30%。

(4)补剂调脂:适当补充大蒜补剂、ω-3脂肪酸补剂、烟酸和可溶性纤维等,也有助于自然调脂。而且这些补剂不会像真的大蒜那样,带来口臭的尴尬。

2. 调脂药物的分类

(1)他汀类:包括辛伐他汀(舒降之)、普伐他汀(普拉固)、洛伐他汀(美调脂)、氟伐他汀(来适可)、阿托伐他汀(阿乐)等。此外,还有一些含他汀类成分的中成药,如血脂康(主要成分为天然他汀类、红曲、异黄酮、甾醇、氨基酸)等。他汀类是目前使用最为广泛、全球用量最大的一类调脂药,适用于以胆固醇增高为主的患者。

(2)贝特类:包括吉非罗齐(诺衡)、非诺贝特(力平脂)、苯扎贝特(必调脂),适用于以三酰甘油增高为主的患者。

(3)烟酸类:主要用于治疗单纯性三酰甘油增高者,以血清三酰甘油增高为主并伴有血清总胆固醇轻度增高者。常用药物包括烟酸、烟酸肌醇、阿昔莫司(乐脂平)等。

(4)胆酸螯合剂类:适用于单纯性血清总胆固醇增高者。常用药物包括考来烯胺(消胆胺)、考来替泊(降胆宁)和降胆葡胺(调脂3号树脂)等。

3. 辨证选用调脂中成药

(1)绞股蓝总苷片:内含绞股蓝总苷,具有养心健脾,益气和血,除痰化瘀,调脂的功效。适用于血脂异常,症见头晕肢麻,胸闷气短,健忘耳鸣,自汗乏力,舌淡暗苔白。每片含绞股蓝总苷20毫克,口服,每次2～3片,每日3次。服药时个别人有胃部不适,继续服药可自行消失。

(2)复方丹参滴丸:含有丹参、三七、冰片。具有活血化瘀,理气止痛的功效。适用于冠心病、心绞痛伴有血脂异常,症见心胸绞痛刺痛,胸中弊闷,舌质紫暗或有瘀斑,脉涩。口服,每次8～10粒,每日3次,30天为1个疗程。孕妇慎用。

(3)脂可清胶囊:由葶苈子、山楂、茵陈、大黄、泽泻、黄芩等组成。具有宣通导滞，通络散结，消痰渗湿的功效。适用于血脂异常，症见胸闷头晕，四肢沉重，神疲倦怠，舌苔腻，脉滑弦。口服，每次2～3粒，每日3次，30天为1个疗程。体弱者及孕妇忌用。

(4)山楂调脂片：含有决明子、山楂、荷叶。具有清热活血，降浊通便的功效。适用于血脂异常，症见头晕目眩，胸闷脘痞，大便干结，口苦口干，舌质红，苔腻，脉弦滑。口服，每次8片，每日3次。脾虚便溏者不宜用。

(5)调脂灵胶囊：含有普洱叶、茺蔚子、槐花、葛根、杜仲、黄精等。具有消食积，调脂，通血脉，益气血等功效。适用于血脂异常，症见纳呆食少，头晕肢麻，体倦乏力，腰膝酸软，舌暗苔腻。口服，每次5粒，每日3次。服药时忌油腻厚味食物。

(6)山海丹胶囊：含三七、人参、红花、山羊血粉、决明子、佛手等。具有活血通络的功效。适用于血脂异常，症见心胸绞痛闷痛，心悸乏力，舌质淡紫暗，脉弦细。口服，每次5粒，每日3次。服药期间少数患者有口舌干燥感，应多饮水。

(7)脂降宁片：由山楂、何首乌、丹参、瓜蒌、维生素C等组成。具有行气散瘀，活血通经，益精血，调脂的功效。适用于血脂异常，症见头晕耳鸣，胸闷胸痛，失眠健忘，头痛，肢体麻木，舌暗红，苔腻，脉弦滑。口服，每次3～4片，每日3次。脾虚便溏者慎用。

(8)决明调脂片：含有决明子、茵陈、何首乌、桑寄生、维生素C、烟酸等。具有调脂的功效。适用于血脂异常，症见头晕胁痛，食欲缺乏，神疲，口干便秘。口服，每次4～6片，每日3次。肝胆湿热壅盛者忌用。

(9)调脂灵片：由何首乌、枸杞子、黄精、山楂、决明子组成。具有补益肝肾，养血明目，调脂的功效。适用于血脂异常，症见头晕目眩，视物昏花，目涩耳鸣，须发早白，腰腿酸软，舌红苔少，脉沉细。口服，每次5片，每日3次。服药时忌油腻辛辣食物。

4. 血脂正常的心脑血管病高危人群也宜用调脂药

在门诊,时常听到患者发出这样的疑问:我血脂检查报告正常,为什么医生还要让我服用调脂药?这个问题听上去确实令人迷惑。心脑血管突发事件发生的决定因素取决于动脉血管内粥样硬化斑块的稳定性,而调脂药具有稳定斑块、抗炎等作用,因此,只要是冠心病、心肌梗死、脑卒中等高危人群,医生通常就要给予服用调脂药,以减少心脑血管突发事件的发生。

心脑血管事件取决于不稳定斑块。血脂异常,尤其是过高的低密度脂蛋白胆固醇容易使血脂沉积在血管壁上,引起动脉血管的粥样硬化,并由此导致血管所供应的组织器官发生供血不足,产生脑供血不足、缺血性脑中风、心绞痛、间歇性跛行等临床表现。应该说,心脑血管突发事件对人体的伤害是严重的,那么应该如何预防其发生呢?心脑血管突发事件发生的决定因素取决于动脉血管内粥样硬化斑块的稳定性,而并非血管狭窄的程度。不稳定斑块的表面容易出现破溃并导致急性血栓形成,造成缺血性中风、急性心肌梗死等严重危及生命的并发症。因此,如何稳定粥样硬化斑块是预防心脑血管突发事件发生的重点。

调脂药可减少硬化斑块破裂。现有的调脂药,尤其是他汀类,如辛伐他汀、普伐他汀等一类药物,除了能降低血液中的胆固醇外,尚具有稳定斑块、抗炎等作用,减少斑块破裂的概率,从而降低心脑血管病事件的发生。大规模的临床研究都证实,心脑血管疾病患者长期服用该类药物可减少死亡率。另外,研究还证实,血液中血脂的水平与局部动脉斑块对血管的阻塞程度、斑块的稳定性都没有关系。也就是说,即使血液中的血脂正常,也不代表局部组织斑块情况正常。所以,即使血液中的血脂并不异常,但只要是冠心病、心肌梗死、糖尿病、脑中风等高危人群，医生通常就要给予服用调脂药，以减少心脑血管突发事件的发生。

5. 何时开始调脂治疗

在各项血脂检验的结果后面都有一个正常范围参考值(不同实验室可能参考值不一样)：总胆固醇 5.18～6.18 毫摩/升，低密度脂蛋白 3.37～4.13 毫摩/升，三酰甘油 1.76～2.26 毫摩/升。高密度脂蛋白 1.04～1.55 毫摩/升。以它为标准，可以知道血脂水平如何。但这个参考值是对于那些没有心脑血管风险、相对健康的人群而定的标准。如果有心脑血管疾病风险因子：大于 45 岁的男性、大于 55 岁的女性、吸烟、肥胖、有早发缺血性心血管疾病的家族史，或是已经患有高血压、冠心病、糖尿病者。因此，对于总胆固醇和低密度脂蛋白要求降得更低一些，也就是说，高血压患者不能简单地看检验单上血脂的正常值来判断自己是否存在血脂异常。

那么。我们应该怎样判断自己的血脂水平高低，血脂高到什么水平要开始服调脂药呢？根据最新的《中国成人血脂异常防治指南》的标准要点，一般用三把尺子来量一量。

如果没有高血压，心脑血管疾病风险因子小于 3 个，那么这把尺子应该量到总胆固醇 6.21 毫摩/升，低密度脂蛋白 4.14 毫摩/升，这就是两项血脂的正常高限；总胆固醇超过 6.99 毫摩/升，低密度脂蛋白超过 4.92 毫摩/升，就应该开始使用调脂药物治疗了。如果有高血压同时还有一个风险因子，尺子就放在总胆固醇 5.20 毫摩/升，低密度脂蛋白 3.41 毫摩/升；总胆固醇超过 6.21 毫摩/升，低密度脂蛋白超过 4.14 毫摩/升，就应该开始服用调脂药物治疗了。

如果有冠心病或糖尿病，那么要求更严格，总胆固醇 4.14 毫摩/升，低密度脂蛋白 2.60 毫摩/升，超过这个水平就应该服用有效的调脂药。所以说,不同的高血压患者,他们的总胆固醇和低密度脂蛋白的正常范围要求也不一样。按以上标准,高血压患者即使血脂不高,或是服用调脂药后血脂达标,也应该在医生的指导下继续服用他汀类调脂药。

6. 服用调脂药宜分清早晚

生活中,人们习惯把血液中的胆固醇和三酰甘油笼统地说成血脂。由于胆固醇与动脉硬化的形成关系密切。因此,临床上所说的调脂一般指降低胆固醇,特别是其中的低密度脂蛋白。

目前,应用最广泛的、疗效最确切的降低胆固醇的药物是他汀类药,因此医生多建议患者在睡前服用他汀类药。研究结果表明,肝脏在合成胆固醇时,会受到一个酶控制,而这个酶在夜间的活性最强,所以为了增加药物的疗效,建议晚上服药。但事实上,他汀类药的作用时间长达 20 小时,即使白天服药也可以充分抑制夜间的胆固醇合成,因此在常见的 6 个他汀类药(阿托伐他汀、普伐他汀、瑞舒伐他汀、辛伐他汀、洛伐他汀、氟伐他汀)的说明书中只有辛伐他汀和氟伐他汀的说明书建议晚上服药,其他的都没有注明必须晚上服用。

此外,他汀类药中阿托伐他汀、辛伐他汀和洛伐他汀等脂溶性强的药物,能够进入大脑,引起中枢神经的兴奋(辛伐他汀甚至能引起躁狂),从而导致失眠、头痛等症状,会影响夜间入睡。同时,多数血脂异常的患者往往同时并发其他疾病,如高血压等。因此,可早上起来与高血压药一起服下。

7. 调脂的首要目标是低密度脂蛋白

血脂主要包含三酰甘油和胆固醇两种成分,主要来源于人们日常吃进的食物及人体内的合成。胆固醇又可以分为低密度脂蛋白胆固醇(坏胆固醇)和高密度脂蛋白胆固醇(好胆固醇)两种。血脂异常主要是指三酰甘油和低密度脂蛋白胆固醇的增高，以及高密度脂蛋白胆固醇过低，这是引起冠心病、脑血栓的主要原因。

研究结果发现，三酰甘油和低密度脂蛋白胆固醇的增高可以直接导致血管内皮功能损伤。如低密度脂蛋白胆固醇被氧化后可以诱导血管内皮的损伤，使内皮细胞变性、坏死和脱落，从而影响血管内皮的功能。血管内皮损伤后，内皮下层组织暴露，血液中增高的低密度脂蛋白胆固醇等脂质就会通过损伤的内皮进入到血管壁，沉积于血管内皮下，使血管内皮增厚，同时，血小板又可迅速黏附、聚集于受损处，逐渐形成粥样硬化斑块。粥样斑块又可分为稳定斑块和不稳定斑块，稳定斑块不易破裂，但会逐渐变大，使血管腔变窄，造成心脏、大脑的血液供应减少，从而引起心绞痛、脑供血不足；不稳定斑块容易发生破裂，斑块内涌出的物质形成血栓，堵塞住心脑血管，引发急性心肌梗死、脑中风、猝死等。而高密度脂蛋白胆固醇具有一系列抗动脉粥样硬化的生物学活性，主要包括促进细胞内胆固醇外流、抗炎及抗氧化作用，对动脉血管壁有直接的保护作用，并能促进动脉粥样斑块的消退，如果水平过低不利于血管健康的保护。

8. 调脂药见效需 2～4 周

看病吃药，大家都希望立竿见影，药到病除。可一旦吃了药，症状却没有改善，心理就会七上八下的。到底是药没有用对呢，还是药物还没有起效？

药物发挥药效的过程有长有短，短者数分钟，长者需数周或更长。因而知道服药后多长时间才能见到疗效，是非常必要的。多数调脂药血浓度高峰在服药后 1～2 小时，但检验血脂下降，尚需 2～4 周。这是因为血脂浓度的高低与饮食关系密切。只有当药物调脂作用大于饮食升脂作用，并经过一定时间后，血脂才会下降。

9. 肝脏不好宜慎选调脂药

目前,我国市场上常用的他汀类调脂药有洛伐他汀(美调脂)、氟伐他汀(来适可)、普伐他汀(普拉固)、辛伐他汀(舒降之)、阿托伐他汀(立普妥)等。肝、肾功能不全者选择他汀类药物要慎重,因其种类不同,对肝、肾功能的影响也不同。

首先,活动性肝病或严重肝功能异常的患者,应禁用他汀类调脂药。氟伐他汀、阿托伐他汀的特点是肾损害小,肾功能不全的患者可首选这两种药物。普伐他汀通过肝、肾两条途径进行代谢,属于“两条腿走路”,因此肝、肾功能不全患者可以服用。辛伐他汀,服用较大剂量时,需要密切监测肝功能。

他汀类药物在与其他药物合用时,如果代谢途径相同,会增加对肝、肾的损害。反之,代谢途径不同,则相对安全。如氟伐他汀、普伐他汀这两种药与红霉素、硝苯地平、维拉帕米、华法林等药物合用,就比较安全。而其他他汀类药物与上述几种药合用时,有可能损害肝、肾功能。原有肝病的患者,如脂肪肝、慢性肝炎等,服用他汀类药物后常引起丙氨酸氨基转移酶轻度升高,如果未超过正常值 2 倍,一般不影响治疗。如果丙氨酸氨基转移酶明显升高,则应减少他汀类药物剂量或停药。

10. 服用调脂药宜知的六件事

(1)他汀类药并非适合所有人:不建议育龄妇女服用他汀类或其他降胆固醇药物,也不建议心脏病发作或脑卒中风险较低者服用。

(2)须改变生活习惯:经服药一段时间后,低密度脂蛋白可能有所下降,因此须改变原先不良的生活习惯,身体的健康状况不能只看血脂的高低。改变饮食和适量运动可使胆固醇降低 4%～13%,而服用他汀类药可使胆固醇降低 20%～45%。

(3)可能出现不良反应:所有药物都有不良反应,调脂药当然也不例外。例如,他汀类药可能会增加肌肉组织损伤和肝功能损害,如果与抗生素或其他降胆固醇药物联合应用,风险可能会增加。此外,如果服药后出现恶心、胃痛、便秘或腹泻等消化道症状,以及嗜睡、肌肉酸痛、乏力或面色潮红等不适,应及时告诉医生,以便调换药物。

(4)有些药物影响药效:除了他汀类药外,贝特类、烟酸等药物也属于调脂药,很多其他药物会影响它们的疗效。如抗菌药、抗凝药华法林、钙通道阻滞药地尔硫䓬,以及某些降压药都需要与调脂药分开服用。

(5)收效不能太心急:不能指望吃了调脂药,血液里的胆固醇马上就变少。根据剂量的不同,见效时间可能是1～2周,也可能是1～2个月。

(6)不遵守医嘱后果严重:美国心脏协会调查发现,未能坚持正确用药是患者用药不见效的一大原因。研究结果表明,由于患者担心不良反应或者药费问题,12%的人拿到处方却没取药,12%取了药但没吃,还有22%的人吃一段时间擅自停药。因此,如果医生认为该服调脂药,而却没有服用,心脏病发作和脑卒中风险就会增加。

11. 老年患者调脂治疗宜个体化

老年患者不宜提倡强化调脂,而应该进行个体化调脂治疗,即使是高危患者也不宜强化调脂。最新资料显示,对比年轻患者,65岁以上的老年患者三酰甘油、胆固醇水平下降,高密度脂蛋白水平稳定但抗氧化活性降低。服用相同剂量的他汀类药物,老年患者比年轻患者血脂水平要多降低3%～5%,只需要年轻患者一半的剂量,就可使老年患者的低密度脂蛋白降低6%,加上老年患者衰老、多脏器功能减退、心血管疾病危险因素并存,尤其对80岁以上的瘦弱老年女性患者更应细加评估，否则更易发生严重的不良反应。

由于所有他汀类药物均可能引起肌病、横纹肌溶解，因此在强调调脂治疗使患者获益的同时，应关注其引起的不利影响。他汀类药物引起肌病的常见症状是非特异性肌肉或关节痛，通常不伴显著的肌酸激酶(CK)升高；严重肌炎(肌肉痛、触痛或无力，伴肌酸激酶水平高于正常水平10倍)罕见，如不停止治疗，可导致横纹肌溶解、肌红蛋白尿和急性肾坏死。老年(尤其是大于80岁的女性)、体型瘦小、虚弱、并发慢性肾功能不全(尤其因糖尿病引起的)及围术期患者发生肌病的危险性较高，应慎用他汀类药物并严格掌握适应证。部分老年患者在尚无肌酸激酶升高或肌病发生时也会出现不良反应，导致生活质量下降，并可能增加跌倒所致的创伤。因此，应充分评估老年调脂治疗的风险与获益比，以达到更好的疗效。

12. 长期调脂治疗好处多多

不同人的血脂异常不可同日而语。关键在于如果饮食控制不能调脂，就需要尽早进行调脂治疗，并长期坚持。因为脂肪就像江河水中的泥沙，如果超出正常范围，就会沉积在血管壁上，形成动脉粥样硬化斑块，使血管壁增厚，血管内膜变得粗糙，管腔狭窄，产生血栓，甚至堵塞管腔。若发生于冠状动脉内，可致心肌供血不足，发生心绞痛，甚至心肌梗死。

那么，长期坚持调脂治疗又有哪些好处呢？长期将血脂控制在正常范围内，能有效预防动脉粥样硬化，即便是那些已经形成动脉粥样硬化斑块的患者，调脂药物也可以逆转斑块形态，重塑血管，降低冠心病、心肌梗死的发生率。但这种效果不是一天两天就可以形成的，是一个循序渐进，逐步演化的过程。而要达到这种效果，前提就是在医生指导下坚持不懈、持之以恒的服用调脂药物。

这就像理财专家推荐的基金定投，长期坚持必有丰厚回报。为健康投资也是这样的道理，如果调脂药吃吃停停，不但不能有效控制血脂，也达不到逆转病变、重塑血管的效果。

13. 脑中风患者血脂正常也要服用调脂药

人体内胆固醇水平升高的最大危害是形成动脉粥样斑块，堵塞血管，诱发缺血性脑中风或心肌梗死。脑中风患者的脑血管内均存在不同程度的粥样斑块。研究结果发现，曾发生脑中风的患者再次发生脑中风的概率要比普通人高 9 倍以上。此病患者若能长期进行调脂治疗，尤其是进行降低低密度脂蛋白胆固醇的治疗，可稳定其血管内的斑块，甚至逆转一些轻度的动脉粥样硬化，减少再次发生脑中风的概率。

对于一般的成年人来说，如果其总胆固醇的水平小于 5.18 毫摩/升、低密度脂蛋白胆固醇的水平小于 3.37 毫摩/升，其血脂就没有超标。但对于发生过一次脑中风或心肌梗死、同时患有糖尿病、冠心病等疾病的缺血性心血管疾病高危人群来说，其血脂应控制得更加严格，如总胆固醇水平要控制在 3.11 毫摩/升以下(比非高危人群的标准低 2 毫摩/升)，低密度脂蛋白胆固醇水平要控制在 2.07 毫摩/升以下。同时，伴有多种危险因素(如冠心病、糖尿病、吸烟等)的缺血性脑中风或短暂性脑缺血发作患者，如果其低密度脂蛋白胆固醇的水平高于 2.7 毫摩/升，应将其降至 2.07 毫摩/升以下或使其下降的幅度超过 40%。

14. 脑中风后应尽早启动他汀类药物治疗

在我国，近 85% 的脑中风患者伴有动脉粥样硬化。研究证实，每天服用 20 毫克阿托伐他汀能减少颈动脉壁炎症，稳定斑块；每天服用 40 毫克阿托伐他汀治疗 1 年，能逆转颅内动脉粥样硬化斑块进展。

脑中风后72小时内启动他汀类药治疗可显著改善脑中风患者近期和远期的存活率，有助于改善脑中风患者功能预后，如在脑中风前应用他汀类药可改善再灌注。因此，在临床治疗过程中，推荐脑中风后的患者尽早启动他汀类药治疗，甚至可在进食后立即启动，或者在脑中风患者可安全口服药物时即可启动他汀类药治疗。

15. 脑中风康复后用辛伐他汀效果好

脑中风康复后再复发，会一次比一次严重，因此在首次脑中风康复后，千万不可掉以轻心，必须高度重视其二级预防环节。众所周知，脑中风的主要发病原因是动脉粥样硬化和高血压，所以除了要在康复后注意严格控制高血压外，还要注重稳定动脉粥样硬化斑块及软化血管，以减轻血管狭窄，这对防止脑中风复发起着极为重要的作用。动脉粥样硬化的发展与脂质代谢异常密切相关，尤其是与胆固醇及低密度脂蛋白的增高关系密切，所以进行调脂治疗就成了预防脑中风复发的主要措施之一。

辛伐他汀是最常用的一种调脂药，它在动脉粥样硬化的防治上具有双重功效：一是能够调脂，对高胆固醇血症及低密度脂蛋白血症均有治疗作用，并可升高高密度脂蛋白，可对动脉粥样硬化起到有效防治作用；二是辛伐他汀能够改善血管内皮功能，稳定粥样硬化斑块，抑制血管平滑肌增殖和血栓形成，进而改善血管及血流状态，预防栓塞和梗死的发生。因此，对已康复的脑中风患者，无论是否血脂明显增高，都要考虑调脂治疗。辛伐他汀是进行调脂治疗的首选药物，其价格低，不良反应小，服用方便，每次5毫克，每日1次。需要注意的是，辛伐他汀短期服用的效果并不明显，长期服用(2～3年)方可获得显著效果。辛伐他汀与小剂量阿司匹林、复方丹参片等抗栓及改善血流的药物联合应用，可以更加有效地降低脑中风复发率，提高患者的生活质量。

16. 调脂药不宜与红霉素同服

目前，临床应用最为广泛的调脂药物是他汀类药，包括罗伐他汀、辛伐他汀等。虽然他汀类药具有良好的耐受性和安全性，但是服药万不可“高枕无忧”。横纹肌溶解是他汀类药最为严重的不良反应，虽然罕见，但来势凶猛，主要表现为急性、严重的肌肉组织破坏，伴有肌红蛋白尿，继而出现急性肾衰竭，死亡率高。

研究证明，服用他汀类药的同时，盲目地服用其他药物，是诱发横纹肌溶解综合征的原因之一。如目前使用非常广泛的大环内酯类抗生素如红霉素、克拉霉素、罗红霉素等。当两者合用时，大环内酯类抗生素代谢会抑制他汀类药在人体内的代谢，从而使他汀类药的血药浓度升高，导致发生横纹肌溶解的危险性增加。此外，抗真菌药如伊曲康唑、酮康唑、新霉素、环孢素与他汀类药物合用时，对体内的代谢酶有明显抑制作用，这样也会导致横纹肌溶解的危险性增高。

17. 不宜认为调脂药会引起脑出血

引起脑出血的主要原因是高血压、动脉硬化，而高血压、动脉硬化多是因血脂异常导致的，因此治疗的目的主要是从根本上调脂、降血压、抗动脉硬化。调脂类药物多用他汀类，主要是用来调整患者的胆固醇、低密脂蛋白胆固醇浓度，使其降到正常范围内。他汀类调脂药物除了调整血脂外，还可以减缓和逆转颈动脉粥样硬化，因此有稳定动脉粥样硬化斑块、保护血管内皮细胞、抗炎等方面的作用。这些因素都有利于改善血管弹性，对治疗、防范脑出血、脑梗死有积极的意义。只有血压、血脂达到正常指标，脑血管弹性得到改善后，才能减轻脑梗死、脑出血发病的风险。他汀类调脂药预防脑血管病的疗效是十分肯定和显著的，对绝大多数人获益明显大于风险，服用普通剂量调脂药没有发现增加脑出血的风险,所以千万不可随便停药。

当然,高血压、血脂异常、脑中风患者在服用调脂药期间要严格控制血压,以防血压过高引起脑出血。这种情况的脑出血是因为血压控制不好引起的,而不是调脂药物惹的祸。医生开处方时应权衡利弊,因为毕竟服用调脂药可降低再次发生脑中风的风险。

18. 调脂治疗忌随意停药

由血脂异常导致的动脉粥样硬化,进而引起的心脑血管疾病是一个漫长的过程,医学研究发现,儿童的血管内壁上就有点状的血脂沉积;轻、中年人血管壁上已有条状的血脂斑块;中、老年血管腔狭窄到一定的程度,在一些不良因素的影响下会导致严重心脑血管事件的发生,血脂异常是形成于青年,发展于中年,发病于老年,因此血脂异常被称为无声的杀手,在疾病的早期和中期没有明显的症状,不为人察觉,慢慢地侵害健康。

(1)随意停药,危害重重:对于疾病的治疗,人们都希望尽快好转,少服药物。但是,血脂异常导致动脉粥样硬化是缓慢形成的,因此调脂治疗也是一个长期的过程。人体血脂代谢出现问题,服用调脂药物来协助人体调节异常的血脂,短期用药后因为血脂好转而认为疾病已经治愈,或担心不良反应而停止服用调脂药,调节异常血脂的作用就消失,但人体血脂的异常代谢情况还存在,结果就是被抑制的异常血脂会回到服药前的水平,甚至异常的程度会更高,就像去掉压力的弹簧一样反弹,停药后的一段时期内更容易发生心脑血管事件,严重程度超过了不服药的时候,停药前所服用的调脂药所带来的疗效也前功尽弃了。

(2)适度调脂,长治久安:调脂治疗是一个长期的过程,应服用常规剂量调脂药,对明确心脑血管疾病患者,建议终身治疗。综合58项临床试验,对76 359例患者进行分析显示,服用调脂药物第一年心血管事件危险降低11%,第二年降低24%,第三到第五年降低33%，第六年降低36%，可见随着调脂治疗时间的延长，治疗的作用也显著增加。

如今调脂治疗之所以广泛地采用，是因为其可以显著减少心脑血管危险事件的发生，但这是建立在长年服用调脂药基础之上的，国内外众多医学研究都证实了这一点。循证医学研究显示，我国人长期服用调脂药，在调节各项血脂的同时，可减少冠心病事件的发生40%以上，减少冠心病死亡、总死亡30%以上，这有力地证实调脂治疗应长期坚持，长期服用常规剂量调脂药物，可达到调脂治疗的最终目的。通过调脂治疗达到理想效果的心脑血管疾病患者，可与医生协调，将用药剂量调整为较小的维持剂量长期服用，获得的益处会更多。

(三)脑出血并发糖尿病的用药

1. 口服降糖药的分类

(1)磺脲类：如格列本脲(优降糖)、格列齐特(达美康)。该类药可以促进胰岛素的分泌，帮助人体降低血糖。磺脲类药物具有增重的作用，适合体型较瘦的糖尿病患者使用。

(2)双胍类：如二甲双胍等。该类药的特点是刺激肌肉组织摄取葡萄糖以增加人体对血糖的消耗。双胍类药物具有降低体重的作用，适合体型较胖的糖尿病患者使用。

(3)α-糖苷酶抑制药类：如阿卡波糖(拜糖平)等。它的主要特点是抑制肠道对糖的吸收，人体吸收的糖少了，血糖自然就会下降。餐后血糖高的患者，优先选择α-糖苷酶抑制药。

(4)非磺脲类促胰岛素分泌药(格列奈类)：如瑞格列奈(诺和龙)等。通过与胰岛B细胞膜上的磺酰脲受体结合，刺激胰腺在进餐后更快、更多地分泌胰岛素，从而有效地控制餐后高血糖。

(5)胰岛素增敏药:如吡格列酮。2 型糖尿病的特点是人体对胰岛素的吸收利用功能减弱了,该药可以增加人体对胰岛素的利用率。

(6)二肽基肽酶-4(DPP-4)抑制药:如西格列汀。它的原理是通过促进胰岛素分泌,同时延长胃排空时间,抑制食欲。

(7)胰高糖素样肽-1(GLP-1):如利拉鲁肽(诺和力)。可增加葡萄糖依赖性的胰岛素分泌;抑制胰高血糖素分泌,增加葡萄糖清除;延缓胃排空和诱发饱腹感、抑制食欲;还可以改善外周胰岛素抵抗。

2. 降血糖别忘保护胰岛功能

2 型糖尿病发病者多为成年人,相对而言,年龄越大发病率越高,65 岁以上的老年人中每 5 个人就有一个糖尿病患者,这些患者胰岛功能的衰退速度高于正常人。其实早在糖尿病患者确诊时,其胰岛功能已出现了损伤,基本上只有正常人的 50%,如果在治疗过程中不采取措施保护胰腺,患者的胰岛功能将会以每年3%～5%的速度不断衰竭下降。对于 2 型糖尿病患者来说,降糖的同时保护胰岛功能是延缓病情发展的重要一环。

胰岛素是人体胰岛 B 细胞分泌的一种蛋白质激素,是机体内唯一能降低血糖的激素,同时促进糖原、脂肪、蛋白质合成。人体进食后,血浆葡萄糖浓度、氨基酸浓度升高,胃肠道激素增加都能促进胰岛素分泌。另外,迷走神经的兴奋也会导致胰岛素的分泌增加。

经科学家研究证实,一种由肠道分泌的激素胰高糖素样肽 1(GLP-1),可调节胰岛素对进食的反应,其主要作用是可以帮助人体在进餐后促进胰岛素分泌。GLP-1 根据血液中的葡萄糖浓度变化来调节血糖,当血糖升高时,促进分泌胰岛素,降低血糖;当血糖降到正常范围内时,则发出指令,不再促进胰岛素的分泌,从而有效地防止低血糖发生。目前,临床上很多人使用GLP-1,如利拉鲁肽优选治疗方案,无论使用单药还是联合用药都应早用,这样可以保护胰岛B细胞的数量,更好地维护胰岛功能。

如果糖尿病患者体内B细胞功能只剩下20%,用药可使这20%丧失的速度减缓,从而有助于血糖控制“金标准”——糖化血红蛋白长期维持正常,这是早用药物的最大优点。现在虽然没有完全治愈2型糖尿病的方法,但在控制饮食、增加运动的基础上,在糖尿病早期应用优选治疗方案,可以使2型糖尿病患者的病情得到有效控制,减少慢性并发症,使患者能够正常的生活。

3. 不同降糖药的降血糖作用也不同

(1)促胰岛素分泌药:主要刺激胰岛素的分泌,可分为磺脲类和格列奈类。①磺脲类。具有中等降糖作用,主要通过刺激胰岛素的分泌来降糖。按其发明的前后可分为三代,第一代有甲苯磺丁脲(D860)和氯磺丙脲,后者降糖作用可持续36～60小时,为降糖药中作用最长者,易引起低血糖,临床现已弃用。而甲苯磺丁脲作用温和、价廉,一直沿用至今,目前主要在农村基层和经济水平较低的人群中应用。第二代磺脲类降糖药作用比第一代强,降糖效果受其他药物影响和干扰少,不良反应轻且少,按降糖作用由强到弱依次为格列本脲(优降糖)、格列波脲(克糖利)、格列吡嗪(美吡达)、格列齐特(达美康)、格列喹酮(糖适平)类。格列本脲作用强而持久,属长效药物,降糖作用强,但易出现低血糖,尤其是老年人;格列吡嗪属短效药物,降糖作用也较强,对降低餐后高血糖效果好;格列齐特属中长效药物,降糖作用温和,降糖效果亦较好,适合老年人;格列喹酮属短效药物,作用也最弱,是唯一不需要经肾脏排泄的磺脲类药物,为糖尿病肾病的首选药物。第三代降糖药是指新推出的格列美脲(亚莫利),既促进胰岛素分泌又能增加胰岛素敏感性,属长效药物,每日1次,降糖作用强,较少发生低血糖，是一种较好的降糖药。②格列奈类。如瑞格列奈和那格列奈，作用机制与磺脲类相似，具有“快进、快效、快出”的作用特点，有效模拟胰岛素生理分泌，对胰岛 B 细胞有保护作用，克服了磺脲类的缺点。较少发生低血糖，因其 92%经肝、胆代谢，更适合老年人和糖尿病肾病患者使用。

(2)胰岛素增敏药：又称为胰岛素增敏因子，如罗格列酮和吡格列酮，这类药物不增加胰岛素的分泌，而是通过加强胰岛素的作用而发挥治疗作用，直击 2 型糖尿病的胰岛素抵抗，保护胰岛 B 细胞功能，不会发生低血糖。

(3)双胍类：主要有二甲双胍(美迪康)和苯乙双胍(降糖灵)，不刺激胰岛素分泌，主要是增加外周组织对葡萄糖的利用和对胰岛素敏感性，因此也有人将它归类到胰岛素增敏药，可改善胰岛素抵抗，保护胰岛 B 细胞，同时有降低体重、调脂作用，现已成为 2 型糖尿病患者最常用的药物，不会发生低血糖，可使胰岛素敏感性增加 20%～30%。单用磺脲类不能获得满意血糖控制者，联用二甲双胍后，血糖可再降低 20%。二甲双胍还可用于糖耐量低减的治疗，以防止其发展成为糖尿病。

4. 口服降糖药不宜随便服用

(1)肝、肾功能不全者：应禁用或慎用口服降糖药。口服降糖药全部须经肝脏代谢，大多数都要经肾脏排出，仅格列喹酮经肾脏排泄比例很小，在 5%以下，肝、肾功能不全者服用口服降糖药后可能发生药物积蓄中毒或发生低血糖症状；还可进一步损伤肝、肾功能，应该慎用。但如果丙氨酸氨基转移酶和肌酐、尿素氮无明显升高，除苯乙双胍外，也可以在严密监测肝、肾功能的情况下应用，格列喹酮也可用于肾功能不全患者。

(2)糖尿病急性并发症：如感染、酮症酸中毒、高渗性非酮症昏迷等患者服用口服降糖药效果很差，还可能加重病情，最好不用。

(3)1 型糖尿病患者:不宜单独服用口服降糖药,但二甲双胍和阿卡波糖(拜糖平)等可与胰岛素联合应用。因为 1 型糖尿病患者的胰岛细胞遭到免疫攻击而破坏,几乎不能分泌胰岛素,而所有口服降糖药的作用都是建立在胰岛 B 细胞尚有部分功能的基础上,所以 1 型糖尿病患者单独使用口服降糖药不能使血糖有效下降,必须用胰岛素替代治疗。

(4)妊娠期与哺乳期的糖尿病患者:口服降糖药可引起胎儿发生异常,也容易使血糖控制不良,而且可通过乳汁的排泄影响婴儿发育。因此,妊娠期和哺乳期妇女应停用口服降糖药。

(5)糖尿病慢性并发症:比较严重的糖尿病慢性并发症,特别是三期以上的肾病或视网膜病变的患者,应进行胰岛素和中医治疗,停用口服降糖药。

5. 服用降糖药的三个原则

糖尿病让患者的寿命减少 10 年之多,而且糖尿病的并发症遍及全身。糖尿病是以慢性高血糖为特征的代谢性疾病,降糖工作很重要,但也要注意平稳降糖,不宜滥用降糖药。因此,服用降糖药要遵循如下三个原则。

(1)长期使用胰岛素注射的患者要注意保持体重:对长期使用胰岛素注射的患者,尤其是对本身就伴有肥胖或超重的 2 型糖尿病患者来说,体重增加也是一大困扰。而体重增加不仅会增加心脑血管疾病风险,甚至会引起或进一步加重胰岛素抵抗,直接影响血糖控制的效果。因此,长期使用胰岛素注射的患者在降糖的同时,要注意控制体重。

(2)降糖同时不要忽视药物引起的低血糖:如果糖尿病患者降糖太猛的话,容易导致低血糖,而严重的低血糖可能会危及生命。低血糖有可能诱发心律失常、心肌梗死、脑卒中等,血糖的显著波动还会损伤血管、加速动脉硬化等,增加心脑血管疾病的发生率及死亡率。因此，糖尿病患者服用降糖药时一定要注意遵循医生的嘱咐，切忌自行盲目地无规律的服用。

(3)服用降糖药时要关注肿瘤病症：由于糖尿病患者本身机体免疫力和抵抗力较正常人偏低，这类人群患某些癌症的概率可能相对高一些。已经患有癌症的糖尿病患者，或有乳腺癌家族史的女性糖尿病患者，应向医生咨询后选择适宜的胰岛素药物以避免癌症的威胁。

6. 口服降糖药的服用要点

(1)磺脲类：主要通过刺激胰岛 B 细胞产生胰岛素发挥降糖作用。对胰岛功能完全破坏的患者，本类药物的治疗效果不佳，起效慢，故一般餐前半小时服用，而且该类药物作用时间长，易引起低血糖反应。

(2)非磺脲类：也是刺激胰岛 B 细胞分泌胰岛素，属于超短效药物。应在饭前即刻口服，服用 1 小时内发挥作用，降糖作用持续时间短，对胰岛功能完全破坏或磺脲类药物失效的患者，本类药物的治疗效果不佳，低血糖反应较磺脲类少。

(3)双胍类：主要是抑制肝糖原的分解，并增加胰岛素在外周组织(如肌肉)的敏感性。单用本类药物不会引起低血糖，但可引起胃肠系统的不适感而减少食欲，适合肥胖的 2 型糖尿病患者，可降低体重。本类药物尤其适合肥胖的 2 型糖尿病患者。应于餐中服用，苯乙双胍可引起乳酸性酸中毒，要谨慎使用；二甲双胍比较好，但对容易缺氧的呼吸系统疾病患者及肝肾功能差者不宜用。

(4)α-葡萄糖苷酶抑制药类：主要可抑制小肠的 α-糖苷酶，导致食物中糖类不能在此段肠腔全部分解成单个葡萄糖，从而延缓葡萄糖的肠道吸收、降低餐后高血糖。本类药物应于吃第一口饭时服用。单用本类药物不会引起低血糖，但服药早期有些人可能会出现腹胀和轻度腹泻等反应，如先用小剂量，逐步加量，2～3 周后，小肠α-糖苷酶逐渐被食糜中的糖类诱导而复苏，则全小肠开始吸收葡萄糖，此时腹胀的症状即可好转或消失。

(5)胰岛素增敏药类：主要增加组织细胞对胰岛素的敏感性，对有胰岛素抵抗的患者效果好。本类药物服用每日1次，时间固定，单用本类药物不会引起低血糖，但要注意其对肝脏有不良影响，故在服药期间必须定期检查肝功能。

7. 口服降糖药无效宜立即用胰岛素

糖尿病患者一旦发现磺脲类药物失效，应及早加用胰岛素联合治疗，这对于迅速控制血糖，减轻高血糖的毒性作用，保护残存的胰岛功能很有意义。不仅如此，两者联用还可节省外源性胰岛素用量，避免高胰岛素血症的危害。

临床上有些继发性失效的患者，配合胰岛素治疗一段时间后，胰岛B细胞功能得到明显改善，可以重新恢复对口服降糖药的敏感性。当然，如果患者胰岛严重受损，丧失分泌功能，则应完全换用胰岛素治疗。有些患者心理上有强烈的“胰岛素抵抗”，明明已经出现口服降糖药失效，但对使用胰岛素却一再拖延甚至拒不使用，致使血糖长期居高不下。高血糖的毒性作用不仅会加速胰岛功能的衰竭速度，而且会导致各种严重的急性和慢性并发症，这种做法实在要不得。

8. 应用降糖药的注意事项

(1)不要频繁更换药物：一些磺脲类降糖药在体内有随时间延长药物作用逐渐增强的过程。一些患者不了解这一点，往往服用几天或十几天，见血糖、尿糖下降不满意，即急于换药。事实上，有些降糖药服至半个月甚至1个月时才达到最大的降糖效果。

(2)同类药物不要联合使用：每种降糖药都有最大有效剂量，未用到这个最大有效剂量，不要轻易认为某种药物无效。较合理的服药方法是根据血糖逐渐调整服用降糖药的剂量，服至该药的最大有效剂量，血糖控制仍不满意要及时联合应用其他药物，但不要同时应用两种同类药物。患者调整用药时要咨询医生，不要自作主张。目前，主张当一种降糖药物用到中等剂量尚不能良好控制高血糖时，就要开始联合2种甚至3种口服降糖药。如果用了2种口服降糖药仍不能控制高血糖，可联合胰岛素治疗。

(3)降糖药不是越贵越好：药物的价格与其疗效并不成正比，不应以价格高低评价降糖效果。我们不应该说哪种药好，而应该看哪种降糖药更适合。因为对甲种有效的药物，不一定对乙种也有效，有时对乙种不但无效，甚至有害。

(4)按体重年龄选择降糖药：对于重度肥胖者，应先降低体重，再根据血糖选用降糖药。患者年龄如小于70岁，首选双胍类药物为宜。

9. 不同降糖药最佳应用时间

不同降糖药物因作用机制不同而用法也不同，且多与进餐时间相关联。临床上经常遇到因降糖药物用法不合理而影响疗效的情况。

(1)餐前15～30分钟注射胰岛素效果好：血糖的昼夜节律也很明显。研究结果显示，糖尿病患者在凌晨4:00对胰岛素注射液最敏感，此时的降糖效果也最好。但是，由于凌晨4:00的特殊性，很少有人会在这个时间给自己注射胰岛素。从糖代谢的时间来看，人在进食1小时后体内的血糖可到达高峰，3小时后血糖浓度开始下降，因此一般认为，胰岛素注射应在餐前15～30分钟效果比较好。

(2)口服降糖药：早上8:00服用降糖药作用强效且持久，下午16:00再服药，可使药效与人体内血糖浓度变化规律相适应，药物作用效果显著，不良反应最低。

(3)降糖药种类不同,在服药上也有区别:研究结果显示,早餐前服用小剂量 25 毫克格列本脲,比早餐中服用 75 毫克疗效提高 80%。格列美脲需在早餐前或第一次就餐时服用。阿卡波糖的要求更为严格,应随第一口饭吞服,目的是减少胃肠道刺激,增加其耐受性。罗格列酮进餐与药物吸收和代谢无明显相关性,因此可在餐后服用,但时间应限制在 1 小时之内。

10. 各类口服降糖药服用的时间有讲究

(1)饭前 30 分钟服用:如磺脲类降糖药格列本脲、格列齐特、格列吡嗪、格列喹酮。主要是通过刺激胰岛 B 细胞分泌胰岛素才能发挥作用,故应在饭前 30 分钟服用,而格列齐特缓释片(达美康)建议在早餐前服用。

(2)餐前 5~20 分钟:如非磺脲类胰岛素促泌药瑞格列奈、那格列奈。此类药物起效快,作用前提是必须有葡萄糖存在,在进餐时才能刺激胰岛 B 细胞分泌。要是饭前半小时或餐后服用可能引起低血糖,故应在饭前5~20 分钟口服为好。

(3)第一口饭同服且嚼服:如阿卡波糖、优利波糖,能延迟和减少小肠内糖类分解为葡萄糖,使餐后血糖水平下降。

(4)饭后口服降糖药:如二甲双胍类对胃肠道有刺激,会引起恶心、呕吐、腹胀等症状,故应在饭后服用。

(5)空腹时服用:如胰岛素增敏药罗格列酮、吡格列酮,能增加组织细胞受体对胰岛素的敏感性,有效地利用自身分泌的胰岛素,让葡萄糖尽快地被细胞利用,使血糖下降,降糖作用可以维持 24 小时,每日仅需服药 1 次。

11. 应用降糖药要注意保护肝肾

对于不同的糖尿病患者,尤其是老年人、肥胖、并发血脂异常、肾功能不全患者,更应采取差异化的治疗方案,仅仅以单一的降低血糖为目标是无法满足患者的个体化治疗需求的。如传统的二甲双胍降糖有效且便宜，但其代谢物90%经肾脏排泄，本身有肾病的糖尿病患者服用就有可能加重肾脏负担。

糖尿病患者的药物选择十分讲究，而不仅仅只是降糖而已。值得关注的是，包括降糖药物在内的大部分药物一般都是通过肝脏进行代谢，经过肾脏清除，在血糖降低的同时，肝、肾功能也会不同程度受影响甚至受损。而如果糖尿病患者的肝、肾功能一旦受损，服用降糖药时就需调整药物剂量，甚至要避免使用某些经过肝脏或肾脏代谢的药物。因此，糖尿病患者需合理使用降糖药，控制糖化血红蛋白在7%以内（一般人群），同时要注意预防心血管并发症和用药安全。糖尿病患者需要终身用药，大多药物都经肝、肾代谢而清除，长期用药应按照医嘱监测肝、肾功能。

12. 应用降糖药要严防低血糖

糖尿病患者降血糖时千万别忽视药物引起的低血糖，严重的低血糖可能会危及生命。一次严重的医源性低血糖或由此诱发的心血管事件可能会抵消一生维持血糖在正常范围所带来的益处。低血糖有可能诱发心律失常、心肌梗死、脑中风等，对老年人及从事某些特殊职业的人，如驾驶、高空作业来说尤其危险。血糖的显著波动还会损伤血管、加速动脉硬化等，增加心脑血管疾病的发生和死亡率。这些都会严重地影响到患者的生活质量。

事实上，对年龄较大和已经并发心脑血管疾病的糖尿病患者来说，低血糖比高血糖的危害更严重，容易发生心血管意外事件，甚至会导致休克猝死。因此，低血糖风险最小化也是老年糖尿病患者需要警惕的一个问题。为此，糖尿病防治指南推荐患者应用二肽基肽酶-4（DPP-4）抑制药（如西格列汀）等新型药物，在降低血糖的同时，预防低血糖、心血管风险及体重增加，减少对肝、肾功能的负担。患者定期复诊也非常重要，复诊可以让医生及时合理地调整治疗方案,尽量用最有疗效和最少不良反应的药物。

13. 老年患者要合理使用降糖药

治疗糖尿病,除少数患者为胰岛素依赖型而必须注射胰岛素外,大多数患者只需口服一些降糖药,日常饮食注意调理,就能使病情得到控制。糖尿病是个终身性疾病,要坚持长期治疗。为保持良好的治疗效果,并安全用药,老年糖尿病患者必须合理使用口服降糖药。

(1)口服降糖药,适用于非胰岛素依赖型糖尿病在单纯饮食控制后血糖水平仍较高时,不能用于胰岛素依赖型糖尿病,以免因无效而贻误病情。

(2)应定时、定量,遵循医嘱服用,且须做好服药记录。记录内容包括药名、剂量及增减情况、用法、用药后反应、血糖及尿糖检查结果、饮食情况。

(3)药物剂量宜从小剂量开始,每天早晨服用 1 次,然后按病情及疗效逐渐酌增剂量较为稳妥。

(4)如有胃肠不适、皮肤过敏、白细胞减少、肝功能受损或低血糖反应时,应及时找医生处理。

(5)长期服用某一制剂时,如渐见无效,则须及时换用另一制剂。

(6)注意药物配伍,以合理使用剂量或慎用、禁用某些药物。如磺脲类与双胍类同时使用可增强降血糖作用。磺脲类与下列药物同时使用时,降血糖作用增强:水杨酸及其盐类、氨基比林、保泰松、磺胺类药、胍乙啶、利舍平、可乐定、普萘洛尔、四环素、氯霉素、吲哚美辛(消炎痛)等;与下列药物同时使用,其降血糖作用将减弱:维拉帕米、硝苯地平、利尿药、糖皮质激素、甲状腺激素、雌激素、利福平、巴比妥类、氯丙嗪、口服避孕药等。

(7)注意患者肝、肾功能,口服降糖药(格列喹酮除外)在肝脏内代谢，由肾脏排泄，伴有肝、肾功能不全的糖尿病患者不宜使用。

(8)中草药制剂疗效不肯定，宜作为辅助治疗，或用于轻型、稳定型患者的治疗。

(9)口服降糖药以足够剂量治疗一段时间后，血糖若始终很高，疗效不明显，可改用胰岛素治疗。

14. 老年糖尿病患者降糖应慎用的降糖药

(1)苯乙双胍(降糖灵)：苯乙双胍属口服双胍类降糖药。双胍类的降糖药通过促进脂肪摄取葡萄糖，增加肌肉内糖的无氧酵解和妨碍葡萄糖在肠道吸收等作用降低血糖。苯乙双胍长期服用可引起吸收不良，易导致维生素 B_{12} 和叶酸缺乏；大剂量可导致乳酸血症、酮血症及电解质紊乱，一旦发生酸中毒和电解质紊乱，死亡率高达 50%，尤其是老年糖尿病患者常并发多种疾病，如心、肝、肾等疾病，服用后其危险性更大。

(2)格列本脲(优降糖)：在各种口服降糖药物中，格列本脲的降血糖作用快而强，适合于轻中度的成人糖尿病患者。60 岁以上的老年糖尿病患者应慎用格列本脲。老年人由于生理功能减退，胰岛素拮抗激素减少，糖异生功能降低，加之老年糖尿病常并发肝、肾功能不全，对药物及胰岛素清除能力下降，使格列本脲在体内蓄积，持续作用极易诱发低血糖症，严重时出现低血糖昏迷甚至死亡。因此，老年人可选择甲苯磺丁脲(甲磺宁)等作用缓和、蓄积较少的药物。如一旦发现有心悸、烦躁、出汗等低血糖现象，应迅速静脉注射 50%葡萄糖液，以减少其危害。

(3)消渴丸：是由黄芪、地黄、天花粉及格列本脲等成分组成，其中格列本脲是降血糖的有效成分，一般 10 粒消渴丸相当于 1 片格列本脲，而格列本脲有许多不良反应，它会引起低血糖反应。对于患轻度 2 型糖尿病的老年人，消渴丸不宜作为首选药，如果老年人一下子多吃 5～10 粒消渴丸，血糖就会突然降低许多，导致低血糖昏迷。特别是对肾功能不全、酮体阳性及肝炎患者不宜使用消渴丸，否则会加重原有疾病的病情。此外，消渴丸是磺脲类的药物，这种药物的作用主要是用于刺激胰岛 B 细胞分泌胰岛素，只对 2 型糖尿病有效。所以，对于胰岛 B 细胞已经处于衰竭状态的 1 型糖尿病患者，再用磺脲类降糖药(需要通过肝脏和肾脏代谢)，将加大肝、肾的工作负担，长此以往，可能导致肝、肾功能衰竭。

15. 治疗糖尿病的达标标准

糖尿病治疗的主要目的，就是减少并发症。严格的血糖控制，可以延缓糖尿病并发症的发生。血糖控制的理想水平是：空腹血糖在 6 毫摩/升(110 毫克/分升)以下，餐后 2 小时在 8 毫摩/升(140 毫克/分升)以下。至少空腹血糖低于 8 毫摩/升(140 毫克/分升)，餐后 2 小时血糖低于 10 毫摩/升(180 毫克/分升)。糖化血红蛋白水平保持在 6%～7%。老年人也不应高于 11.1 毫摩/升(200 毫克/分升)。必须达到这一水平，才有可能减少糖尿病并发症，才算达到治疗目标。

16. 糖尿病性脑中风的防治原则

(1)控制高血糖，尽可能使血糖正常或接近正常。

(2)控制高血压，糖尿病患者的高血压应较非糖尿病者控制更严格。

(3)要定期检查血脂、血黏度，测量血压、心电图，纠正血脂代谢紊乱。

(4)长期服用小量抗凝药，如阿司匹林。国内外研究已证实，对于有脑中风危险因素者如并发糖尿病、高血压或有脑中风家族史者，长期服用小剂量阿司匹林能有效地降低脑中风的发生率。

(5)提倡健康的生活方式，如合理饮食、戒烟限酒、适量运动、心理平衡等。

(6)及早发现、及早治疗脑中风。一旦发现患者有脑缺血表现,及早采取有效的治疗,如及时采取溶栓治疗等。改善脑细胞功能的药物,如双氢麦角碱(喜德镇)、爱维治(小牛血去蛋白提取物注射液)、脑活素、康络素等。一旦发生脑血管意外,立即送医院急症处理。

17. 治疗糖尿病性脑出血的药物

(1)降低颅内压:常用20%甘露醇或25%山梨醇,或者10%甘油盐水250~500毫升,静脉滴注,每日1~2次,使颅内压降至正常。也可用糖皮质激素或利尿药(如呋塞米)辅助减压。

(2)神经保护治疗:神经保护药物种类很多,包括兴奋性氨基酸拮抗药、抗氧化剂、自由基清除剂和神经生长因子等,通过不同的作用机制来保护受到缺血后损伤的神经元。虽然在理论上神经保护治疗是可行的,但目前尚缺乏足够的循证医学依据来证实其有效性,这并不排除神经保护治疗是有前景的治疗方法之一。

(3)促进脑细胞代谢:用脑细胞激活剂,如脑活素、胞磷胆碱、尼麦角林(脑通)、能量合剂等,可促进脑细胞代谢,有利于脑中风的康复。

(4)糖尿病并发高血压患者的降压治疗:可选用地平类药物,如尼莫地平(20~40毫克,每日2~3次)既有降压作用,又可改善脑循环。

(5)中医中药治疗:糖尿病性脑中风在急性期和康复期,可辨证服用中药治疗,对改善脑循环、促进康复都有一定的帮助。

18. 不宜认为注射胰岛素会成瘾而拒绝胰岛素治疗

众所周知,胰岛素是降血糖最好的武器。然而,不少糖尿病患者对胰岛素存在诸多偏见，甚至认为胰岛素注射后会成瘾就拒绝胰岛素，丧失了治疗机会从而造成严重的并发症。由于以前医学界曾将2型糖尿病称为“非胰岛素依赖型糖尿病”，因此许多患者认为2型糖尿病不应该注射胰岛素。其实这种认识是不正确的，除1型糖尿病外，2型糖尿病在如下情况需应用胰岛素：①经足量口服降糖药治疗后，血糖仍未满意控制者。②有急性并发症。③有严重的慢性并发症。④有严重的其他疾病。⑤感染。⑥手术和应激。⑦妊娠等。以上这些情况使用胰岛素多数是暂时性的，将急性状态消除后仍可改用口服药。而对那些本来对口服降糖药失效的患者，使用胰岛素一段时期后，一方面消除了高葡萄糖毒性；另一方面可以让胰岛B细胞得到休息和恢复，可能重新唤起胰岛B细胞对口服降糖药的反应性，这时可考虑改用口服降糖药。当然，如果自身胰岛B细胞功能完全衰退，或者上述情况不能去除，就需要长期注射胰岛素。

19. 要了解降糖药物的排泄途径和禁忌证

有些药物只能通过肾脏排泄，有些药物只能通过肝脏分泌的胆汁排泄，称为“单通道排泄”。有些药物从肾脏和胆汁都可以排泄，称为“双通道排泄”，即便是双通道排泄的药物从肾脏和肝脏排泄的比例也不同。如果排泄某种药物的脏器有障碍，这种药物就不能用，否则会引起药物在体内的蓄积，降糖药蓄积可以造成低血糖，肾功能不全者用苯乙双胍（降糖灵）产生的乳酸排不出去会引起乳酸性酸中毒。所以，当第一次看病的时候，首先要检查肾功能和肝功能，保证用药的安全。

磺酰脲类降糖药的禁忌证如下：①1型糖尿病患者。②并发急性代谢紊乱如酮症酸中毒、乳酸酸中毒、非酮症性高渗性昏迷等。③急性严重感染、手术、创伤或糖尿病急性并发症患者。④严重的肝、脑、心、肾、眼等并发症患者。⑤妊娠期及哺乳期妇女禁用。⑥对磺酰脲类药过敏者。

20. 血糖降至正常后不宜擅自停药

糖尿病作为一种终身性疾病，目前尚不能根治，需要长期乃至终身服药。患者经药物控制后症状消失、血糖降至正常，但这并不意味着糖尿病已痊愈，还应继续维持用药、控制饮食和体育锻炼，切忌擅自停药。否则，会造成高血糖卷土重来，或使病情恶化。此时，再用原来的药物剂量就不够了，而需要增大剂量甚至要多种降糖药物联合治疗，这样不但身体受到损害，而且医疗开支进一步增大，实在得不偿失。

糖尿病是一种慢性代谢性疾病，需要长期坚持综合治疗，包括饮食、运动和药物。但许多患者往往看到自己的血糖达到正常后马上就放松了饮食控制，甚至停药。恢复血糖正常是医生和患者共同追求的理想目标，血糖达标后一般应维持原有的治疗。如果疑有低血糖反应，可在医生指导下适当减少服药剂量。但对老年患者，或者有明显的心、脑、肝、肾并发症患者，血糖水平不宜控制得太低。每位患者都应向专科医师咨询，制订一个切合实际的血糖控制目标。

八、脑出血后遗症的用药

(一)脑出血后遗症的基本知识

1. 常见的脑出血后遗症

脑出血最常见的后遗症是偏瘫,具体表现为一侧肢体肌力减退,活动不利或完全不能活动,常伴有同侧肢体的感觉障碍如冷热、疼痛等感觉减退或完全不知,有时还可伴有同侧的视野缺损,脑出血常见的后遗症主要表现在如下3个方面。

(1)精神和智力障碍:较大范围或多次复发的脑出血意外,可留有精神和智力障碍,如人格改变、消极悲观、郁抑寡欢、精神萎靡、易激动等。

(2)失语:①运动性失语表现为患者能听懂别人的话语,但不能表达自己的意思。②感觉性失语则无语言表达障碍,但听不懂别人的话,也听不懂自己所说的话,表现为答非所问,自说自话。③命名性失语则表现为看到一件物品,能说出它的用途,但却叫不出名称。

(3)其他症状:头痛、眩晕、恶心、失眠、多梦、注意力不集中、耳鸣、眼花、多汗、心悸、步伐不稳、颈项酸痛疲乏、无力、食欲缺乏、记忆力减退、痴呆、抑郁等。

2. 脑出血后遗症的病因

引发脑出血后遗症的病因有很多,脑出血后遗症给患者带来了极大的危害,很多患者由于未能及时地采取有效的治疗措施而导致了终身的残疾。所以,脑出血一旦发现就要尽早治疗,这样能尽量减少脑出血后遗症带来的危害。

(1)酗酒:饮酒是引起脑出血的另一危险因素,尤其酗酒,可引起血压增高或凝血机制改变和脑血流加速而促发脑出血。许多人往往并不是酗酒,就是逢年过节或遇到高兴事,比平时多饮一些,可能就此危及性命或留下终身残疾。在一组脑出血患者中,大约55%的人是因不同程度饮酒而引起的。

(2)洗热水澡:洗热水澡引起脑出血,也是常发生在卫生间的事,可能由于洗热水澡时,血管扩张、脑血流加速所致。

(3)情绪激动:情绪激动是脑出血的又一重要诱因。在一组脑出血患者中,大约25%的人是因生气、情绪激动导致脑出血。这主要是由于情绪激动时心跳加快、血压突然升高所致。

(4)腹压增高:腹压过度增高可引发脑出血。发生在卫生间的患者,多是由于腹压过度增高所引起的。尤其是有高血压病伴便秘者,排便时过度屏气使腹压骤然增高而引发脑出血。

(5)吸烟:长期吸烟可促发动脉硬化,使血管脆性增加。在特殊情况下,大量吸烟可引起心血管和神经等系统的变化,从而引发脑出血。

3. 影响脑出血后遗症的因素

(1)昏迷越深,时间越长,预后越差,深昏迷者94%死亡。病后无意识障碍,或意识障碍逐渐好转者,预后较好。嗜睡时间越长,预后越差。

(2)发病越急越重,起病时血压越高或血压下降,预后越差。

(3)年龄越大,预后越差,60岁以下的患者病死率较低,约占30%左右,70岁以上的患者病死率可高达70%以上。

(4)出血量较大者,预后较差。有血肿形成,中线结构移位明显者,预后较差。腰穿脑脊液无色透明者,预后较好。

(5)病情进展越快,高颅压症状出现越早,表现越重,预后越差。有视盘水肿者死亡率占 59%,视盘水肿出现越早死亡率越高。在发病后 3 小时内出现者,100%死亡。48 小时出现者,50%死亡。腰穿压力在 200 毫米汞柱以上者,死亡率占 64.5%。

(6)高血压病史越长,血压越高,预后越差。血压在 200/120 毫米汞柱以上者,死亡率为 30.1%。

4. 脑出血后遗症的诊断检查项目

(1)脑血管造影:是检查脑出血的一种重要方法,在脑血管造影上,可以看到患者的主要表现为肿块性占位。

(2)CT 扫描:在 CT 上,血液中的血红蛋白决定着脑出血的显影,这是脑出血的显影对 X 线吸收的系数要明显大于脑组织,所以患者会呈现出高密度的影像。

(3)MRI 扫描:脑出血 MRI 成像的因素与血红蛋白的含量和铁的性状有很大的关系。脑出血可分为 4 层:位于中央的核心层,缺氧最重;其外的核外层,缺氧较轻;再外的边缘层,吞噬细胞内有含铁血黄素;最外为反应带,脑胶质细胞增生和程度不一的脑水肿。

(4)腰穿检查:如果患者不能进行脑 CT 扫描或者医院没有条件的话,腰穿检查也是一种常见的脑出血的检查方法,但是这种方法的准确率只有 60%,有时候会出现一定的假阳性率。

(5)脑电图:脑出血患者如果做脑电图的话,可提示脑出血的部位有慢波。

(6)心电图:50%以上的脑出血患者都有不同程度的心律失常或心肌缺血,有的患者还会发生心肌梗死,因此对患者进行心电图检查可以了解患者的心脏情况。

5. 不宜认为只有偏瘫了才是中风

确实,偏瘫是中风的常见临床表现,但也须警惕除偏瘫外的其他中风表现。一般认为，对原有高血压、血脂异常或高血糖的老年患者，出现下列表现者应高度怀疑中风：单眼视物不清或眼前发黑；偏身麻木、乏力，甚至瘫痪；流口水，舌头发硬发麻，口齿不清；眩晕、恶心、呕吐和走路不稳等；一过性的意识不清或嗜睡；新发头痛或原有头痛的性质发生改变，由阵发性发作变为持续性不缓解，头痛剧烈，可伴有恶心、呕吐；神志不清、大小便失禁。

6. 不宜放弃对脑出血后遗症的治疗

脑出血后遗症应用传统治疗的确比较难治，但在现代产业化时代的技术也不一定先在大医院开始进行。其实，功能锻炼是可以使肢体功能得到康复，功能锻炼只是活动肢体，防止肌肉或关节萎缩。对已经损伤的血管和神经没有修复作用，而肢体的功能却是受神经支配的。

有人认为，脑出血一直都是老年人常患的疾病。随着人们生活水平的提高，高血压和血脂异常的患病率明显提高并年轻化，脑出血的发病年龄逐渐前移，中年人发病明显增多，对社会和家庭的危害更大。所以，根据目前的情况，脑出血疾病一直变化着。对于脑出血的预防是当务之急，对每一个人来说都是一件刻不容缓的事。脑出血疾病的预防要做到早发现、早治疗，并及时到正规化医院进行权威性的诊断和治疗，这才是首要的关键。

(二)脑出血后遗症的用药

1. 脑出血后遗症的各种常规治疗方法

(1)在神经内科医师指导下，继续用抗血小板聚集、改善脑循环及脑代谢的中西药治疗。

(2)注意合理用药。由于脑出血后遗症患者往往同时患有几种疾病或多种症状，本来医生开给的药物已有多种，亲友或家属不要自行再加用许多药物。过多、过乱地应用药物，对胃、肝、肾或造血系统有可能产生不良反应，不但不能加快恢复，反而可引起其他问题。

(3)一般药物治疗。根据病情的需要主要补充多种维生素。另外，护肝药物如肌苷为细胞激活药，在体内提高三磷腺苷(ATP)的水平，转变为多种核苷酸，参与能量代谢和蛋白质合成。用中药可达到活血化瘀和补气的功效，如丹参、黄芪等。

(4)改善肝功能和抗肝纤维化。肝功能中的丙氨酸氨基转移酶及胆红素异常多提示肝细胞损害，应按照肝炎的治疗原则给予中西药结合治疗。

(5)控制高血压。降低增高了的血压是防止进一步脑出血的重要措施，但不宜将血压降得过低，以防供血不足。

(6)康复治疗。偏瘫患者应注意将患肢放在功能位置，关节每天被动活动至少2次，病情稳定后，尽早进行坐位、立位、行走及强化上肢伸展运动，增加运动量，持之以恒。

(7)适当辅助治疗帮助恢复，如采用针灸、按摩、理疗、体疗等配合治疗。

(8)防止脑中风复发，在恢复期预防复发很有意义。因为脑中风可以突然复发，发作次数越多，每次的后遗症叠加起来，预后就更差，死亡率也大大增加。为了防止复发，应注意血压平稳，摄入量适宜，心脏、肺部有无并发症等。

(9)保证营养和入量适当。因脑出血后遗症的患者常表现出失语，不能正确表达意愿，或有呛咳、咽下困难，不能保证进食，入量常有不足或过多，家属应予足够重视。要定食谱、定入量、定时间供给，必要时经鼻管饲给。脑出血后遗症的康复饮食要注意低脂、低盐、低糖，少吃动物的脑、内脏，多吃蔬菜、水果、豆制品，配适量瘦肉、鱼、蛋类食品。

2. 脑出血的康复治疗

(1)面瘫的功能锻炼:用拇指自两眉之间经眉弓,经太阳穴到目内眦,再下经鼻翼旁、鼻唇沟、嘴角至下颌角,缓缓按揉,直到发热发酸为止。

(2)语言功能训练:要耐心细致地一字一句进行练习,练习时,注意力要集中,情绪要稳定,说话节奏宜慢,先从简单的单字、单词练习。鼓励患者大胆与人交谈,也是一种语言锻炼的方法。

(3)肢体瘫痪的功能锻炼:①坐卧练习。由家属扶患者反复做起坐、躺下动作;或在床的脚端拴一根绳子,让患者健康的手抓住绳子自行做起卧训练。②上肢锻炼。护理人员(或家属)站在患者患侧,一手握住患侧的手腕;另一手置肘关节略上方,将患肢行上、下、左、右、伸屈、旋转运动;护理人员一手握住患肢手腕,另一手做各指的运动。③下肢功能锻炼。一手握住患肢的踝关节,另一手握住膝关节略下方,使髋膝关节伸、屈、内外旋转、内收外展。一手握住患肢的足弓部,另一手做各趾的活动。也可让患者坐在凳子上,进行行走练习,进一步可搀扶患者行走练习。④日常生活动作锻炼。家庭护理的最终目的是使患者达到生活自理或协助自理。逐渐训练患者吃饭、穿衣、洗漱、如厕及一些室外活动,由完全照顾过渡到协助照顾,直至生活自理。⑤电动脚踏车康复器练习。脑出血后遗症患者如果在康复计划中参加电动脚踏车康复器练习,能够提高大脑功能和身体健康水平。即使在患病后很长时间,或是其他常规治疗方法都不起效果之后,再进行脚踏车练习,也能起到良好的治疗效果,所以强烈建议每个脑出血、中风幸存者把电动脚踏车康复器练习作为标准的康复治疗手段。⑥被动运动和按摩。当患者肢体没有肌力时,应以被动运动为主,动作要轻巧、缓和,逐个关节有节奏地进行,保证所有关节全范围的活动。每天应做 2 次,每次 3 遍。以维持关节和软组织的运动功能,防止由于挛缩使运动范围受限，同时关节挛缩会导致局部血液循环障碍，加重康复的难度。当患者肢体出现功能后，逐渐转为主动运动和被动运动结合。被动运动应特别注意患侧肩关节的外展、外旋活动，防止肩关节挛缩疼痛。⑦主动运动。患者肢体有肌力后，应及时开展主动运动。床上主动活动及起坐训练：有些脑血管病患者最初将自身看作整个肢体的瘫痪，而不仅仅是一侧瘫痪，感到全身完全无力。克服这种感觉的方法首先是帮助患者学会运用健侧肢体在床上移动身体，同时可做仰卧位的肢体伸屈动作。患者是在清醒状态，应当及早抬高床头。对此耐受较好时，坐在床上做肢体功能锻炼，如拉绳拉物，练习仰卧起坐，仰卧伸手、抬腿使紧缩的肌肉被有力地牵拉，以增加活动范围。床边锻炼：应逐渐使患者学着在床边坐起来，方法是患者可蜷缩其健侧，而后用健侧下肢置于患侧下肢之下，使患肢从床边往下放，用健侧上肢支撑着坐起来。此时患者是利用视觉传入和健侧上肢的本体感觉传入进行充分地学习和训练坐位平衡，学会坐位平衡后，进行站立平衡的学习就容易多了。站立锻炼：能在床边锻炼后，及时创造条件达到扶拐自立或靠墙自立，继而离床在室内外活动。⑧物理疗法和针灸治疗。物理疗法包括按摩、牵引、机械设备训练等治疗方法。针灸主要包括头针、体针和灸法治疗。⑨医疗体育疗法。机体的协调是由于频繁而多次重复训练产生的，当肢体瘫痪后就会使协调丧失。所以，每完成一个复杂的协调运动之前，必须具有执行每个简单分解动作的能力。只有从简单到复杂，循序渐进，持久的重复训练才能使这些肌肉成为正常活动的一部分。对瘫痪的肌群通过主动-辅助、主动、主动抗重力及抗阻力等运动而使每一组肌肉得到进步，由简单到复杂，通过多次的重复体育锻炼，会使肢体的功能逐渐协调。

（4）心理治疗：身体的残疾和功能的障碍常引发患者焦虑、抑郁等心理障碍，并且疾病本身也会造成记忆力、注意力及定向能力等方面的认知障碍。有效的心理治疗能增强患者的学习能力和主动参与精神方面，主要方法为支持性心理治疗、理性情绪疗法和行为疗法等。

（5）文体疗法：采用体育运动项目及娱乐项目对患者进行训练，可使患者的身体功能得到改善、提高，并且可以改善其不良心理状态。这对于提高身体运动素质，增强体质和创造良好的心理状态有着不可低估的作用。轮椅技巧、偏瘫体操和各种球类是主要内容。

（6）物理疗法：是基于现代西方医学的非药物治疗方法之一，它是利用人体生理对物理刺激所作出的反应来达到治疗的目的，是应用身体躯体运动、按摩、牵引、机械设备训练等力学因素和电、光、声、磁、冷、热等其他物理因素预防和治疗伤病的一种治疗方法。包括超声波疗法、水疗法、传导热疗法、冷冻疗法、运动疗法、拔罐疗法、电子生物反馈疗法等。

（7）传统医学：中医学早已用于治疗偏瘫，特别是利用针灸、推拿、蜡疗等配合肢体运动具有独到之处，目前已广泛应用于临床，并收到了很好的疗效。①中药内服。以健脾补气，养血柔肝，通经活络为主要治疗原则。②针灸疗法。目前临床方法颇多，可达几十种针法，归纳起来以头针和体针运用最多。一般多采用体针，且以阴经、阳经穴同取，以达阴阳平衡之意。③按摩。按摩是中医康复治疗的重要手段，它通过手法的刺激可以实现功能的重组和再塑。④中药熏洗。是中医外治方法，通过疏通经络和活血散瘀以达缓解痉挛、促进康复的作用。

3. 治疗脑出血后遗症首选中药

中医学认为，脑中风后遗症主要是由于脑中风之后气虚血瘀，脉络瘀阻，风痰阻络，或肝肾亏虚，精血不足，筋骨失养所致。对半身不遂者，在软瘫期（痉挛性瘫痪）多使用有益气活血通络作用的补阳还五汤加减；在硬瘫期多用有养血平肝熄风活络作用的四物汤合天麻钩藤饮加减；对语言障碍者，常用有祛风化痰作用的解语丹加减；肾虚者，合用左归饮加减；老年痴呆者，常用益脾肾、补脑髓、化瘀豁痰开窍的河车大造丸合安脑丸治疗。

由于脑中风后遗症是一种需要长期治疗的疾病，因此中成药成了许多患者的首选，强力天麻杜仲胶囊由天麻、独活、杜仲、附子、玄参、当归等组成。

4. 中医辨证论治脑出血后遗症

(1)风痰瘀血，痹阻脉络：症见半身不遂，偏身麻木，头晕目眩，口舌歪斜，言语不清或不语，舌质暗，舌苔白腻。药用桃仁、红花、天麻、半夏、陈皮、川芎、地龙各10克，钩藤(后下)30克。水煎服，每日1剂。具有熄风，化痰，通络的功效。口苦，舌苔黄者，加黄芩、炒栀子各10克；单侧身体麻木者，加鸡血藤30克，木瓜10克；舌红少苔者，加生地黄30克，白蒺藜、白芍各10克。

(2)痰热腑实，风痰上扰：症见半身不遂，言语不清，偏身麻木，口舌歪斜，头晕目眩，咳痰过多，腹胀便秘，舌质暗红，舌苔黄或黄腻。药用生大黄(后下)、胆南星、芒硝(冲服)各10克，全瓜蒌30克。水煎服，每日1剂。具有化痰通腑的功效。口苦，舌苔黄者，加黄芩、炒栀子各10克；大便干结者，去芒硝，加生地黄15克，麦冬、玄参各10克；麻木，舌有瘀点者，可加入活血药如丹参30克，赤芍15克，鸡血藤20克；神志不清者，加石菖蒲、郁金各10克。

(3)气虚血瘀，脉络痹阻：症见半身不遂，口舌歪斜，言语不清或不语，偏身麻木，面色淡白，气短乏力，自汗，手足水肿，舌质暗淡，舌苔薄白或白腻。药用黄芪50克，红花、桃仁、川芎、当归、赤芍、地龙各10克。水煎服，每日1～2剂。具有益气活血，化瘀通络的功效。患肢肿胀者，加茯苓、泽泻各10克；肢体瘫软无力者，加牛膝15克，杜仲10克；口舌歪斜严重者，加僵蚕10克，全蝎3克；上肢单侧麻木严重者，加桑枝30克，羌活10克；下肢单侧麻木严重者，加牛膝、桑寄生各 15 克。

5. 治疗脑出血后遗症的中成药

(1)复原丸：黄芪 30 克，太子参 18 克，全当归 12 克，白术 18 克，茯苓 18 克，熟地黄 18 克，黄精 18 克，山茱萸 15 克，川芎 12 克，淫羊藿 15 克。复原丸功能为滋补肝肾，益气养血。方中熟地黄、黄精、山茱萸、淫羊藿滋补肝肾；黄芪、太子参、白术、茯苓、川芎、全当归益气活血，使气血周流旺盛，有助于通络活血化瘀之力。

(2)解凝活脑丹：水蛭 10 克，丹参 18 克，蜈蚣 2 条，川芎 12 克，田七末 1.5 克。解凝活脑丹以水蛭为主药。水蛭是吸血动物，性迟缓善入；迟缓则生血不伤，善入则坚积易破。解凝活脑丹功能为宣通脑络，化瘀解凝。其味咸、苦，咸能入血走血，苦泄结，咸苦并行，治疗血瘀有良效。本病多为脑实质内形成血块，水蛭使脑络能通，血凝能解，说明水蛭有促进血肿吸收和恢复神经功能的作用。

(3)强力天麻杜仲胶囊：主要成分为天麻、杜仲、制草乌、制附子、独活、藁本、玄参、当归、地黄、川牛膝、槲寄生、羌活。具有祛风化湿，活血化瘀，益肾通络，滋养肝肾，调理脾胃的功效，补而不燥，走而不守，行而不散，补血养阴，内养五脏，外润筋脉，柔润中兼有疏利，虚实标本兼治，是治疗脑中风后遗症的良药。每次 2～3 粒，每日 2 次。内热炽盛脑中风及风湿热痹者不宜使用。

(三)脑出血偏瘫的用药

1. 脑出血偏瘫患者肢体康复的原则和要点

(1)偏瘫患者康复的原则：不能动的地方制动，能动的地方尽量动。患者应把康复动作分解为若干个小动作，从易到难，结合日常活动进行训练。患者在完成每一步时，可能要花费很长时间，这时陪护人员及家属要有极大的耐心，对其每一个微小的进步，都予以恰当的肯定和赞扬。偏瘫患者要学会重新走路，每个人差异性很大，这取决于病情的严重程度，同时也与患者是否主动训练有密切关系。一般来说，从卧床到独立自主地走路至少要经过 6 个阶段练习（具体的练习方法可到医院康复科咨询医生），需要2～3 个月的训练时间。然而，半途而废，放弃练习的患者有不少。偏瘫患者要发挥主观能动性，只要能做动作，即使动作做得不够标准，不那么漂亮，也都是质的飞跃。

（2）偏瘫患者康复的要点：①保持肢体处于正确、良好的姿势和体位，防止患肢挛缩和关节脱位变形。仰卧位时，可用软垫或棉垫支持患侧的头、肩、臂、髋部，使患肢处于外旋、外展位，侧卧位时应注意，患肩、髋压在身体下面要经常变换体位，一般每 2 小时翻身 1 次，防止压疮的发生。②给予患肢感觉刺激，采用按摩、推拿、搓、滚、摇等手法，刺激关节运动，协助患者用健肢带动患肢在床上活动。③主动锻炼和被动活动相结合，全身和局部活动相结合，床上活动和离床活动相结合，循序渐进地进行拉绳、提物等活动，逐渐适应坐、立等体位改变，然后借行杠、拐杖、手杖起立，直至独立行走。

2. 用于治疗脑出血偏瘫的中成药

（1）三宝丹胶囊：由熟地黄、山药、玄参、山茱萸、鹿茸、菟丝子、杜仲、肉苁蓉、人参、灵芝、当归、麦冬、菊花、丹参、赤芍、五味子、砂仁、龟甲等组成。具有阴阳双补，填精益肾，温阳益气，清脑养心，化瘀生新的功效，可治疗中风后遗偏瘫、肢体痿软之因于肾虚者，可兼见头晕眼花、耳鸣耳聋、心悸气短、失眠多梦、阳痿遗精、腰酸腿软、四肢不温等症状。每次 3～5 粒，每日 2 次，用温开水送服。该胶囊剂只能用于虚证为主之中风偏瘫，有面红目赤和舌质红等症状者不能应用。

(2)大活络丸：由蕲蛇、大黄、乌梢蛇、川芎、黄芩、玄参、青皮、甘草、木香、藿香、白芷、天竺黄、草豆蔻、肉桂、香附、黄连、附子、地龙、竹节香附、麻黄、白术、羌活、何首乌、沉香、熟地黄、天麻、虎骨(代)、全蝎、松香、细辛、僵蚕、乌药、乳香、骨碎补、血竭、威灵仙、茯苓、丁香、没药、当归、葛根、人参、龟甲、豆蔻、赤芍、防风、麝香、冰片、犀角、牛黄、朱砂、安息香等药物组成。具有祛风止痛，除湿豁痰，舒筋活络的功效，可治疗中风后肢体瘫痪、麻木者。本药不能用于孕妇与出血性中风急性期。每次 1 丸，每日 2 次，用温开水送服。

(3)华佗再造丸：由当归、川芎、红花、天南星、马钱子、冰片等组成。具有活血化瘀，化痰通络，行气止痛的功效，可治疗中风后肢体瘫痪、拘挛麻木、口舌歪斜、言语不清。每次 8 克，每日 2 次，用温开水送服。孕妇禁用。

(4)抗栓再造丸：由丹参、三七、麝香、苏合香油、桃仁、红花、水蛭、牛膝、葛根、冰片、牛黄、穿山甲、乌梢蛇、穿山龙、威灵仙、细辛、地龙、红参、黄芪、当归、何首乌、天麻、全蝎、胆南星、朱砂、草豆蔻等组成。具有活血通络，熄风化痰，补益气血的功效，可治疗中风后瘫痪。每次 1 袋，每日 3 次，用温开水送服。孕妇禁用，有出血倾向者慎用。

(5)抗栓保荣胶囊：由当归、丹参、僵蚕、壁虎、土鳖虫、蜈蚣、水蛭、蜂房、地龙、马钱子(制)、麝香、蟾酥、甘草、土茯苓、延胡索、骨碎补、乌梢蛇、虻虫、穿山甲等组成。具有活血化瘀，通脉止痛的功效，可治疗中风后偏瘫之因瘀血阻滞、脉络闭塞所引起者，常有偏瘫、麻木和舌质紫暗等临床表现。每次 10 粒，每日 1 次，饭后用温开水送服。

(6)偏瘫复原丸：由黄芪、人参、川芎、三七、沉香、肉桂、冰片等组成。具有补气化瘀，活血通脉的功效，可治疗中风后偏瘫之因气虚血瘀所引起者，常见全身倦怠或瘫软无力、气短和舌质淡等症状。每次1丸，每日2次，用温黄酒或温开水送服。

(四)脑出血失语和吞咽困难的用药

1. 脑出血失语患者的语言恢复

脑出血患者出现失语常见形式有4种：①患者不能说话，心里明白，对别人的话能理解，称之为运动性失语，也称为表达性失语。②患者能表达，但出现逻辑错误，也不能理解别人的话，称为感觉性失语，也称为接受性失语。③对某一件物品能说出用途，就是说不出名字，称为命名性失语，也称为健忘性失语。④混合性失语，既有运动性失语又有感觉性失语，患者既听不懂别人说话时的意思又不会说。失语症的病变都在大脑皮质的语言中枢。目前，尚无特效药物专门作用于语言中枢。积极治疗原发病，大多数患者的失语可随原发病变的好转而逐渐恢复。

语言障碍的康复治疗越早越好，失语患者一般在发病后10天左右，家属就应抓紧进行发音训练。功能康复训练包括发音训练、短语训练、会话训练、朗读训练、复诵句子训练、文字辨识、指出物品名称、执行命令、图片和实物配对练习等。

对完全性失语患者的康复训练要像教小孩学说话一样从学发音开始，如让患者发"啊"音或用嘴吹口哨诱导发音。然后再说常用单字，如吃、喝、好、行等，或出示卡片，让患者读出上面的字。再依次教双音词、短语、短句、长句等。训练时说话与视觉刺激结合起来，如说"吃"时与饭菜结合起来，或以看图识字方法，说与看图结合起来。不完全性运动性失语患者，能说出一些单字、词组、句子或说话不流利，患者常常有词汇贫乏、讲话缓慢、重复语言等。对这类患者要耐心地教，反复复述阅读的故事，练习灵活性，锻炼语言的运用技巧。

感觉性失语患者的训练要比运动性失语困难些。可运用视觉逻辑法、手势方法进行训练。如给患者端上脸盘，放好毛巾，并对患者说“洗脸”，患者虽不理解“洗脸”二字之意，但从逻辑上他会理解你是让他洗脸。如此反复多日进行，久而久之就会使语言与视觉结合，语言功能得以恢复。手势方法即家属或陪护人员用手势与语言结合的方法来训练患者。如让患者“吃饭”，训练者拿筷子以吃饭的动作多次示范，患者很快就会理解，从而主动拿筷子吃饭了。

混合性失语患者功能训练更困难，必须采取说、视、听三方面结合的方法反复多次进行。如让患者穿毛衣，则必须既说“穿毛衣”让患者听，又要指着准备好的毛衣，并做出手势示意让患者看。

中风引起的另一类语言障碍为构音障碍，主要表现为发音不准、吐字不清，语调、语速及节奏等异常，以及鼻音过重等。康复方法必须尽早进行发音训练，包括开始发音、持续发音、音量控制、音调控制等；发音器官的运动训练，如唇、舌的运动及软腭抬高等；发音节奏训练，包括重音训练、语调训练及停顿练习等。这类患者多出现全身肌肉过度紧张，包括咽喉语言肌肉的过度紧张，通过呼吸训练、呼吸控制及其他松弛疗法，降低咽喉语言肌肉的紧张度，可为呼吸及发音打下基础。通过心理行为或药物进行松弛疗法，降低语言肌的紧张度，也是这类患者的重要康复方法之一。

家属还要善于从患者手势及表情中理解其需要，并利用实物、图片、肢体语言、书写等，结合平常的日常生活习惯与患者进行沟通。具体可采用如下做法：①手势法。家属与患者约定手势进行交流，如手捂前额表示头痛，手在腹部移动表示肚子不舒服，手掌上下翻动表示要翻身，抬高臀部表示大小便。这种方法最适合表达性失语的患者。②实物图片法。利用常用物品或自制实物图片，使患者与家人进行简单的思想交流以满足生理需要，解决实际困难。手指水杯表示口渴，手指头表示头痛等不舒服的感觉，手指床铺表示要翻身。此方法适合感觉性失语的患者。③文字书写法。借助文字书写的方式来表达患者及亲属双方的要求，适合无书写障碍的失语患者。

2. 脑出血失语可用复语汤

复语汤的药物组成：石菖蒲 20 克，郁金、当归、赤芍、红花、桃仁、川芎、地龙各 15 克，葛根 30 克，黄芪 50 克，蒲黄 12 克。痰浊壅盛者，加胆南星、瓜蒌、橘红；便秘者，加大黄、槟榔、麻子仁；肝火上扰者，加龙胆草、菊花、钩藤；高血压者，加珍珠母、磁石、牛膝；肢体麻木者，加白芍、熟地黄；阴虚者，加生地黄、玄参。水煎服，每日 1 剂，连用 15～20 天。

3. 脑出血后吞咽障碍的康复

脑中风后出现吞咽障碍的患者高达 51%，而呛咳是吞咽障碍的最基本特征。康复训练可改善此种症状，并可有效避免并发症的发生。

(1)吞咽功能康复训练技巧：舌头伸展不充分或运动不良时，可用纱布包住舌尖轻轻向外牵拉，做各个方向的牵拉动作，每天可做 4～6 次，以不引起患者疲劳为宜。或者将一压舌板(或勺子)放在患者唇边，让患者用舌头将其向各个方向推动，以促进舌头运动的灵活性。

针对流口水较多的患者，可将空饮料瓶盛水放入冰箱内冷冻，冻好后放在患侧的面颊部或颈部按摩。每日 3 次，每次约 10 分钟，直至皮肤稍稍发红，但要防止冻伤。保持口腔清洁，出现呛咳时，立即扶托患者弯腰低头，使下颌靠近胸前，在患者肩胛骨之间快速连续拍击，迫使食物残渣咳出或站在患者背后，将手臂过胸廓下，双手指交叉，对横膈施加一个向上猛拉的力量，由此产生一股气流经过会厌,使阻塞物呛出。

(2)摄食前后的准备:①摄食体位。能坐起的患者取躯干垂直、头正中位,颈轻度向前屈曲,这种体位可达到最大气道保护。不能坐起的取躯干30°仰卧位、头部前屈,偏瘫侧肩部用枕垫起,喂食者位于患者健侧,这种体位可以减少食物向鼻腔逆流和误吸。进食结束后抬高床头40°～45°保持30分钟,防止食物反流。②食物形状。容易在口腔内移动,又不易出现误咽的胶胨样和均质糊状食物,如菜泥、米粥、均质面糊、软蛋羹等,进食顺序应按照糜烂-糊状-固体,逐渐过渡到普食和水,同时要兼顾食物的色、香、味及温度。③食物在口中的位置。进食时将食物置于侧舌后或健侧颊部,这样有助于食物的吞咽。重度吞咽困难者,宜早期施鼻饲饮食,同时指导其摄食前的训练。④一口量。即最合适吞咽的每一口的摄食量,有吞咽障碍的患者先以3～4毫升少量试之,逐渐摸索合适的量为宜。

九、脑出血并发症的用药

（一）血管性痴呆的用药

1. 什么是血管性痴呆

血管性痴呆是由一系列脑血管疾病（包括脑梗死、脑出血、蛛网膜下隙出血等）导致的以认知功能障碍为特征的痴呆综合征，是老年期痴呆的主要类型之一。血管性痴呆发病率很高，约1/4的脑中风存活者可能发生。有数据显示，我国65岁以上人群痴呆发病率为3.9%，其中血管性痴呆占半数以上，严重地影响着老年人的生活质量。

血管性痴呆一般在50～60岁发病，近年来发病年龄趋于中年化，男性多于女性，病程短则2个月，长可达20多年，平均5.2年，多见于反复"小中风"的患者。在脑中风康复后，智力有一定程度的恢复，病情稳定；但是，再次"小中风"后，发作又加重，最终出现痴呆。血管性痴呆早期有类似神经衰弱的表现，如头痛、头晕、失眠、耳鸣、易疲劳、易激动等，随着病情的发展，可出现明显的记忆力减退，特别是对近期发生的事情忘性大；计算力下降；注意力不能集中；情绪极不稳定，容易激动和伤感，往往为一些微不足道的小事而痛哭流涕、大发脾气或欣喜忘形等。到了晚期，患者连吃饭、大小便也不能自理，甚至连亲朋好友都不认识。

所有可能导致动脉硬化的疾病均是血管性痴呆的高危因素。如高血压、糖尿病、血脂异常、高凝状态、心脏病、饮酒、肥胖、吸烟、高盐饮食等。有人用CT及磁共振成像（MRI）检查证实的血管性痴呆，75％～82％有高血压病。高血压特别是单纯收缩期高血压是老年脑中风的重要发病原因。高血压病可以加速动脉硬化，促进动脉血管内膜损伤、变性及小动脉栓塞。另据研究报道，血管性痴呆多见于反复"小中风"患者，随着一次次"小中风"发作病情逐渐加重。但它与早老性痴呆不一样，智力减退不是进行性加重，而是呈阶梯式发展，一次"小中风"愈后可有一定程度康复，病情稳定，再次"小中风"后又加重，这种间歇性发展，最后出现痴呆。如果脑中风老年人出现脾气变差，变得偏执与妄想、易怒、情绪抑郁、情感脆弱等，家属应加以重视，及时到专科医生处咨询，以防漏诊、误诊。

2. 血管性痴呆的表现

早期表现主要为记忆减退，近事记忆减退尤为明显，如刚吃过饭却忘是否吃过，眼镜、钢笔等小物件刚用完却不知放在何处，到处寻找。由于记忆力减退，常出现张冠李戴，前讲后忘，颠三倒四。患者的情感活动也有障碍，偶闻琐事可失声大笑，笑声未绝又老泪横流，悲痛欲绝。到后期则智力全面减退，生活不能自理。或日夜颠倒，夜间不寐，日间昏睡，或终日僵卧不起，不食不言，或外出乱走，不识归途。血管性痴呆情绪易波动，不稳定，不像早老性痴呆情绪多数平淡。

体检常有神经系统体征，CT 检查可发现有梗死灶，多数病灶在大脑中动脉供应的皮质区，伴有不同程度的脑萎缩。有的可在间脑、脑干见到多个小梗死形成的腔隙，称为腔隙性梗死。有时腔隙过小，CT 未能发现，需做磁共振成像（MRI）才能确诊。由于反复脑梗死不一定发生于大脑皮质"运动区"，所以有些患者没有瘫痪症状，或仅有轻度运动障碍，这些人易误诊为"早老性痴呆"。近年来，随着 CT 检查的普及，常发现过去诊断为早老性痴呆者，不少存在腔隙性多发性脑梗死，实际上为血管性痴呆。

血管性痴呆可由多发性脑梗死、脑白质病变等脑血管病引起。有症状的脑中风可增加患痴呆的危险性9倍。脑梗死或损伤的部位、大小、数量及频次，与血管性痴呆发病率有关。通过检查发现的病灶性神经功能损害，通过CT、MRI检查发现的脑中风，对确定诊断与鉴别诊断大有帮助；认知神经心理学评价仍是确定痴呆与鉴别诊断不可缺少的手段。脑脊液中胆碱和乙酰胆碱的浓度，有助于血管性痴呆与早老性痴呆的鉴别。

3. 血管性痴呆治疗不如预防

由于血管阻塞的程度可能时轻时重，患者的病情也会随着波动，时而清醒时而糊涂，但病情发展的总趋势还是每况愈下，糊涂的时候愈来愈多。

在痴呆的进程中，部分患者会出现疑心和妄想，认为有人陷害他、偷他家的东西等。但是，血管性痴呆患者发生自私、怪癖、不近人情等性格上的变化较晚，也较轻，即使到了晚期，患者明显地傻了(痴呆)，也还能保持原来的人格特点。这一点与老年性痴呆大不相同。麻烦的是，在临床上，血管性痴呆与老年性痴呆在同一患者身上同时存在的情况十分常见。有人统计，约有50%的患者如此，这时鉴别起来就相当困难了。

早期诊断血管性痴呆，就可在出现脑衰弱症状前采取措施，阻止疾病的继续进展和恶化。患者应戒烟、戒酒、限制进食动物性脂肪或含胆固醇较高的食物，多吃蔬菜、水果，适当吃些含碘的食物，以防止动脉硬化的进展。同时，要坚持体育活动和户外活动，保证充足的睡眠，保持良好的和乐观的情绪。对血管性痴呆有治疗作用的药物，不外乎是降低胆固醇、保护和扩张血管、改善脑血液循环、改善脑细胞代谢等作用的药物。但是，迄今还没有理想的“特效药”，因此对此病治疗不如预防为好。

4. 血管性痴呆的预防措施

(1)去除或控制脑中风的危险因素：脑中风是随年龄增长而发病增高的疾病，造成脑中风的因素是多方面的，所以预防血管性痴呆，必须防治高血压、血脂异常、高黏滞血症、糖尿病、戒烟少酒。如果有一种或一种以上危险因素者，应定期到医院检查，并选用适当的药物针对不同的病因进行治疗，如高血压患者应服用降压药，糖尿病患者应服用降糖药物控制血糖，血脂异常患者应进行调脂治疗等。

(2)注意生活规律：注意合理饮食营养，饮食宜少盐、低脂、低胆固醇，多吃些鱼、豆制品、牛奶、新鲜蔬菜和水果。生活要有规律，劳逸结合，心情愉快，避免过度紧张。适当体育运动以改善体质，提高全身抗病能力；善于学习，合理用脑，有利于减缓智力减退。要合理安排患者的日常生活，培养其多种爱好和兴趣，注意智力训练。琴棋书画均能陶冶情操，延缓大脑老化。要保证患者充足睡眠，防止疲劳过度，以避免"小中风"的再次发生。

(3)坚持药物治疗：已被确诊为慢性脑供血不足的患者，一定要尽早选用合适的药物，坚持长期治疗。所选的药物要能改善脑供血，增强脑代谢，减轻缺血、缺氧对脑细胞的损害，如脑血管扩张药脑心通等，也可选用改善血液流变学的药物如藻酸双酯钠、双嘧达莫、阿司匹林等。对于那些不幸发生了脑中风的患者，在溶栓、消除脑水肿、保证呼吸及循环功能正常的同时，应尽早给予改善脑代谢的药物，经挽救濒死的脑细胞，减少痴呆的发生。众多资料表明，在出现痴呆之前，应用脑循环、代谢(神经)改善药，有60%～80%的患者病情可得到轻度改善，10%～50%的患者可获得中等程度的改善。具有改善脑代谢的药物有阿米三嗪萝巴新(都可喜)、阿朴长春胺酸乙酯(卡兰)、艾地苯醌(雅伴)等。

(4)避免使用铝制炊具：经尸检发现，痴呆症患者脑神经细胞及触突神经中铝含量是一般常人的4倍，因此应尽量避免使用铝制炊具。

(5)戒除烟酒：香烟中的尼古丁、镉、铅等有毒物质，酒中的甲醇等杂质会使脑神经发生颗粒空泡样变化。

(6)补充有益的矿物质及微量元素：缺少必需的微量元素，可致大脑供血不足，引起血管病变，容易导致痴呆。

(7)注意饮食调节：患者应限制进食动物性脂肪或含胆固醇较高的食物，多吃蔬菜、水果，适当吃些含碘的食物、控制糖和盐的摄入，要吃富含卵磷脂的蛋黄、大豆，因为胆碱是脑神经的传递物质，是决定记忆力强弱的关键物质。而磷脂则是优良的乳化剂，是血管的清道夫，可改善、预防动脉硬化，消除脑梗死灶。

(8)注意调节情绪：情绪不稳定是诱发脑梗死患者出现痴呆的重要因素之一。患者在中风后，开始对自己所患的疾病不甚了解，害怕受疾病痛苦的折磨，因此家属应多与患者交谈，认真解释，通过预后良好者的例子减轻他们的恐惧心理，树立战胜疾病的信心，使他们正确认识病情、消除心理负担、增强生活信念，对保持患者的情绪稳定、预防痴呆的发生起着非常重要的作用。家属应创造条件，尽量让患者多参加一些娱乐活动，以吸引患者的注意力，消除其孤独感，如简易的棋牌游戏、听音乐、看滑稽戏等。

(9)注意康复训练：尽可能让患者参加力所能及的工作和学习，多与社会联系，参与各种社会活动，以增进生活情趣，调节精神生活，改善心境。对残留肢体功能不便或言语困难的患者，家属更应主动去关心、安慰和体贴，要消除他们因生活不能自理而怕给家人带来麻烦的心理负担，及时帮助他们进行肢体和语言康复训练，并告之，只有不怕困难，坚持锻炼，变消极情绪为积极因素，才能争取早日康复。

(10)注意运动锻炼及多活动手指：中风患者应该加强体育锻炼，许多人都知道，运动可降低中风的概率。其实，运动还可促进神经生长素的产生，预防大脑退化。实践证明，适当的体育锻炼不仅有益于健康，而且有利于大脑抑制功能的解除，提高中枢神经系统的活动水平。除全身运动外，尽量多活动手指对预防血管性痴呆非常有益。

(11)多与人接触及多锻炼记忆力：广泛接触各方面和各年龄层的人群，特别是多与年轻人接触，对维持大脑功能十分有益。通过背诵、记忆单词，可以强化大脑的思维活动，加快大脑血液循环及细胞新陈代谢活动。

5. 血管性痴呆宜以治疗脑中风为基础疗法

血管性痴呆的治疗主要有两个方面：一是治疗脑中风或至少预防脑血管性病进一步恶化；二是改善脑功能。前者可选用肠溶阿司匹林或噻氯匹定（抵克利得）、银杏叶制剂、丹参、通心络、尼莫地平和尼麦角林；后者可选用吡拉西坦（脑复康）、石杉碱甲（哈伯因）、多奈哌齐（安理申）、重酒石酸卡巴拉汀（艾斯能）、阿米三嗪萝巴新；精神及行为异常者治疗可选用氟西汀、舍曲林、奋乃静（注意剂量要小，以控制兴奋躁动为目的）；失眠时可选用艾司唑仑（舒乐安定）、阿普唑仑（佳静安定）、唑吡坦（思诺思）。药物治疗疗效轻微，且起效慢，通常 2～4 周开始见效，8～12 周达高峰，首选胆碱酯酶抑制药（石杉碱甲）。

胆碱能系统功能与人的学习和记忆有密切相关，血管性痴呆就是因胆碱系统功能损伤所致。胆碱酯酶抑制药如他克林、多奈哌齐、利伐斯的明、加兰他敏可改善胆碱系统功能，胆碱酯酶抑制药已通过美国食品与药物管理局（FDA）的认定。因其有助于患者维持日常生活的能力、减少行为改变、改善各期痴呆患者的认知功能，而受到越来越多的关注。其中英国研制的多奈哌齐（安理申）和我国自行研制的石杉碱甲属第二代可逆性胆碱酯酶抑制药，可透过血脑屏障，不良反应少，目前已被临床广泛应用。据文献报道，抗氧化药维生素E、维生素C和胆碱酯酶抑制药联合应用，可减轻和延缓痴呆的发生和发展。

6. 血管性痴呆的治疗方法

如果已确诊为血管性痴呆，要在医院进行正规治疗。主要采用改善脑血流，促进脑代谢的办法，同时可适当服用一些促进智能的药物，若伴有抑郁症状，服用抗抑郁药有助于改善症状。此外，适当加强锻炼，勤用脑，减轻智能的衰退。

(1) 药物治疗：高血压患者应降压治疗；脑动脉硬化或脑梗死患者应进行活血化瘀、软化血管治疗，以改善大脑微循环；血脂异常患者可进行调脂治疗；血糖过高患者，应在医生指导下应用降糖药；记忆力减退，躁动或易怒患者，均应在医生指导下服用药物治疗。中医药治疗多采用填精益髓、健脑补肾的方法，药用熟地黄、山茱萸、山药、茯苓、牡丹皮、泽泻、枸杞子、桑椹、黄精、远志、石菖蒲、益智仁、鹿茸、紫河车等，进行辨证施治。血瘀者用桃红四物汤加地龙、黄芪等；痰浊者用洗心汤、转呆丹，或用温胆汤、二陈汤加味治疗。

(2) 针对性治疗：要针对不同的症状采取不同的治疗措施。有精神症状的要进行抗精神病药物治疗；伴抑郁症状者，可服用氟西汀(百忧解)、帕罗西汀(赛乐特)等抗抑郁药；痴呆症状者可服用一些促智的药物，如吡拉西坦(脑复康)、茴拉西坦(三乐喜)、阿米三嗪萝巴新、苯磺酸氨氯地平(络活喜)、银杏叶制剂等。同时，还应针对高血压、动脉硬化等脑血管病危险因素进行治疗。只要治疗及时，血管性痴呆的治疗效果要比老年性痴呆好。

(3)饮食疗法：国际老年问题专家对上万名老年性痴呆患者观察和治疗发现，痴呆症与大脑组织的衰退关系并不直接，而与饮食关系却很密切。为此，在饮食上除了限制脂肪、糖类、钠盐的过多摄入和禁烟限酒外，还要特别注意补充促脑食物，如脑髓、蛋黄、肝、豆制品、花生、葵花子、南瓜子、西瓜子、核桃、猕猴桃、桂圆、芝麻、大枣等;同时应多食新鲜蔬菜和水果。近年来研究表明,经常饮绿茶对防治血管性痴呆大有裨益。

(4)心理治疗:老年人要保持乐观精神,做到心胸豁达,笑口常开,这是防治痴呆的"灵丹妙药"。

(5)体育疗法:坚持体育锻炼,如保健操、散步、慢跑、舞剑、太极拳等,促进血液循环,增加脑细胞的新陈代谢,延缓大脑衰老。

(6)其他:对于血管性痴呆,可采用体外反搏治疗。扩张血管药如尼莫地平,可改善微循环,改善脑细胞供氧,有助于改善症状。小剂量阿司匹林,可抗血小板聚集,预防脑血栓形成,改善微循环,对症状改善也有一定作用。鱼油可以抗血小板聚集,改善微循环,二十二碳六烯酸对改善脑功能有益,鱼油制剂如多烯康也可用于血管性痴呆的预防。

7. 血管性痴呆的用药大追踪

(1)脑功能不全综合征的治疗:对于存在血管性痴呆的危险因素,临床上经常出现头晕、头痛、耳鸣、记忆力减退、睡眠障碍、精神或情绪异常,但神经系统无定位损害体征的老年患者,可给予抑制血小板功能的药物,同时给予调节脑循环和促进脑代谢的药物,预防脑缺血事件发生。①尼莫地平 20～40 毫克,每日 3 次,口服,用药 2～3 个月。②双氢麦角碱类制剂,每日 2～3 次,口服。③脑蛋白水解物(脑活素)20～40 毫升＋生理盐水 100 毫升静脉滴注,每日 1 次,每周用药 5 天,连用 4 周为 1 个疗程。④小牛血去蛋白提取物(爱维治)400～800 毫克＋生理盐水 100 毫升静脉滴注,每日 1 次,10～20 天为 1 个疗程。

(2)血管性痴呆的治疗:①促进胆碱能系统功能的药物。临床曾试用乙酰胆碱的前体物质胆碱作为老年性痴呆的替代治疗,但无明显疗效。应用胆碱酯酶抑制药石杉碱甲可改善患者的记忆力，延缓痴呆进程，每次100～200微克，每日2次，口服，1～2个月为1个疗程。②改善脑代谢的药物。吡拉西坦(脑复康)每次0.8克，每日3次，口服；茴拉西坦(阿尼西坦)0.2克，每日3次，口服；阿米三嗪萝巴新每次1片，每日2次，口服。

(3)精神及行为异常的治疗：①激越或躁狂。氟哌啶醇每次1～2毫克，每日2～3次，口服；奋乃静每次2～4毫克，每日2～3次，口服。②抑郁和焦虑。氟西汀每次20毫克，每日1次，口服；舍曲林每次50毫克，每日1次，口服。③睡眠障碍。可选用美乐托宁(褪黑素)、苯二氮䓬类镇静催眠药物。已经有第三代安眠药物应用临床，无药物依赖和宿醉反应，对于老年人长期应用比较安全。可选用佐匹克隆7.5毫克，每晚1次，口服；唑吡坦(思诺思)10毫克，每晚1次，口服。

8. 血管性痴呆宜中西药结合治疗

(1)西药治疗：①胆碱酯酶抑制药。血管性痴呆与早老性痴呆(AD)患者都表现出脑内胆碱能功能缺失和学习记忆障碍现象，因此临床上用于治疗早老性痴呆的药物也被应用于血管性痴呆的治疗。在欧美使用较多的是多奈哌齐、加兰他敏、卡巴拉汀(艾斯能)。我国自主开发的药物是石杉碱甲，已被广泛用于早老性痴呆和血管性痴呆的临床治疗，并取得了一定的疗效。②神经元保护药。在血管性病变导致痴呆的过程中，大脑神经元往往处于缺血、缺氧等状态，使神经元不能发挥正常的生理功能。因此，临床上应用神经元保护类药，如尼莫地平(尼达尔)、美金刚、罂粟碱、桂利嗪(脑益嗪)、维生素E烟酸酯(威氏克)、维生素C、银杏叶内酯等，用于对抗外界损伤，修复神经元功能。③改善脑部微循环药。临床上较为常见的血管性痴呆病理变化为脑动脉硬化、狭窄、闭塞导致脑组织血流量下降，使大脑供血供氧不足，因此在临床上常用改善脑部血流循环的药物，如阿司匹林、甲磺酸双氢麦角碱(喜德镇)、环扁桃酯(安脉生)、萘呋胺酯、己酮可可碱、长春西丁、尼麦角林(麦角溴烟酯)等。

(2)中药治疗:目前,在临床中应用的中药复方制剂包括康欣胶囊(由女贞子、菟丝子、何首乌、黄精、黄芪、淫羊藿、当归、丹参、牡丹皮、菊花、山楂、酸枣仁等组成)和水蛭通胶囊(由西洋参、水蛭、大黄、桃仁、琥珀、穿山甲、石菖蒲、枸杞子等组成),单方中药包括何首乌、淫羊藿、女贞子、杜仲、远志等,它们都在改善血管性痴呆患者的学习和记忆能力上取得了一定的疗效。

(二)脑中风后脑萎缩的用药

1. 什么是脑萎缩

人的大脑表面为脑皮质,内为髓质,两者又统称为脑实质。大脑的表面并不光滑,由许多沟裂把脑分为若干脑叶,在脑内部各脑叶之间又有许多小房子样的空间被称为脑室。正常人的脑实质和脑室、脑沟裂呈一定比例。随着年龄的增长,中老年人的脑实质逐渐不及年轻人那样饱满,而脑的沟裂和脑室则相应增宽,年龄越大这种改变越趋明显。正常情况下,60 岁以上的老年人的脑室、脑沟几乎均有不同程度的扩大增宽,如同老年人头发变白一样属于生理变化,并无临床意义。但在某些病理情况下也可发生脑萎缩。因此,脑萎缩根据病史和临床症状可分为生理性和病理性两种。生理性脑萎缩为正常老年人的生理变化,一般为广泛性,临床上又称为老年脑。病理性脑萎缩可分为局限性和广泛性,多为多种后期的一种退行性变,如脑中风后病变附近的脑组织发生萎缩,因出血或血栓多发生在动脉分布区域;脑外伤后可引起局限性或广泛性脑萎缩,这种萎缩常见于额叶和颞叶。

脑萎缩多发生于 50 岁以上,病程可达数年至数十年,男性多于女性，脑萎缩有弥漫性脑萎缩（包括皮质量萎缩、小脑萎缩及皮质、小脑、脑干萎缩）及局限性脑萎缩（多见于局限性脑器质性病变后如外伤、血管病、颅内局限性感染后等）。因其病因复杂，起病缓慢，不易被发觉，病程长，进展缓慢，而且可能逐渐加重，影响患者的正常生活和工作。及早发现、积极适当的控制病情和进一步治疗具有重要意义。

脑萎缩在临床上可引起头痛、头晕、记忆力减退，重者可出现痴呆。CT诊断脑萎缩是根据影像学上的改变，观察脑室、脑沟的宽度来判断有无脑萎缩及其萎缩程度。一般来说，正常脑沟的宽度约为3.19毫米，标准差0.63毫米，如宽度超过5毫米，可以认为脑沟增宽，从而做出脑萎缩的诊断。

2. 脑萎缩与老年痴呆症不是一回事

老年人由于一种或多种原因导致脑供血供氧不足及脑组织体积缩小和脑细胞数目日渐减少引起的记忆力减退，情绪不稳，思维能力减退，注意力不能集中，严重时发展为痴呆，语言障碍，终至智力丧失等为其临床特征。脑萎缩多发于60岁以上的患者，病程可逾数年甚至10余年，女性多于男性。

通过长期临床研究发现，脑萎缩一些常见的病因，如先天遗传因素、出生缺氧窒息、长期用脑过度、脑感染、脑膜炎、脑出血、脑血栓、脑栓塞、脑动脉硬化、脑血管畸形、颅脑外伤、脑部肿瘤、长期饮酒（酒精中毒）、一氧化碳中毒、其他化学药品中毒、癫痫、高度营养不良、甲状腺功能病变、滥用镇静安眠药、滥用激素等，都可能引起脑萎缩。

老年脑萎缩是以病理改变被命名的一种脑病，是指各种原因所引起的脑组织结构体积缩小，脑实质减少，脑重量减轻，细胞数目减少，脑回变平，脑沟增宽增深，脑室、脑池和蛛网膜下隙扩大。并有轻度胶质增生及脑动脉不同程度的退行性病变，是一种慢性进行性疾病。由此可见,老年脑萎缩是脑萎缩病症的一个类型,并不等同于老年痴呆症。在对脑萎缩症进行诊断时应注意与老年痴呆症进行鉴别。

3. 脑中风是脑萎缩的元凶

脑萎缩有生理性和病理性的区别。生理性脑萎缩是随着年龄的增长,机体功能衰退,脑细胞功能逐步退化而引起的。病理性脑萎缩是由多种原因引起脑组织体积缩小的一种衰退性疾病,多由血管性疾病(如脑动脉硬化、脑梗死、脑出血、高血压病、冠心病等),退行性疾病(如多发性硬化等),内分泌疾病(如糖尿病、甲状腺功能亢进、维生素缺乏等),中毒(如金属中毒、煤气中毒、酒精中毒等),感染(如脑炎等),脑外伤等引起脑实质破坏和神经细胞的萎缩、变形和消失。

其中,最常见的致病因素是血管性疾病(脑血管、心血管及周围血管性疾病),会影响到全身的血液循环,从而导致脑动脉硬化、缺血,甚至梗死等,使脑组织因缺乏必需的营养而受损,以致出现脑功能减退,甚至脑萎缩。

4. 脑萎缩的临床表现

(1)脑萎缩的主要症状:记忆力下降、健忘、失眠、幻听、幻觉、智力减低、反应迟钝、语言不清、重度的失语、流口水、大小便失禁、卧床不起、处于昏睡状态;视力、听力下降,出现耳鸣、耳聋,定向能力失常,思维紊乱、呈片段性、大事被忽略,小事却纠缠不清,常出现某种毫无意义的动作;性格改变,情绪不稳定,急躁易怒,任性,自私,多疑敏感,语无伦次,对人淡漠,体型过于肥胖或消瘦,走路步态不稳,动作迟缓,严重者卧床不起,偏瘫或混合性瘫痪,常并发癫痫痉挛发作等。

(2)脑萎缩引起的老年痴呆最常见的症状:①早期。自己熟悉的东西不知放在何处，丢三落四，甚至记不住自己刚吃的饭菜，叫不出朋友的名字，管理财务的能力下降，不能独立购物，虽然能做熟悉的工作，但对任何新的要求都显露出能力不足、行为怪异、如爱捡拾无用的东西、情感淡漠、自私、多疑，对周围的事物缺乏兴趣、丧失主动性，不爱与人交往，偶尔在熟悉的环境中迷路，发音有一定障碍，说话不利落，书写困难。以上这些症状很轻微，进展又很缓慢，所以不易引起家人的注意，有时即使注意到，也认为是用脑过度或是衰老的表现。这一阶段，患者所有的日常生活均能自理，参加一些社会活动，可以持续 2～5 年的时间。②中晚期。患者记忆力明显下降，近期事遗忘尤为严重，同时表现远事遗忘，变得越来越固执、古怪、斤斤计较、情绪烦躁、不安、小动作多或多动不稳，或情绪低落，多凝敏感，出门后回不到家，语言表达能力退化，甚至失语，大小便失禁，卧床不起，另一部分患者生活一切不懂，整天处于昏睡状态，偶尔会清醒一会儿，叫熟人的名字或会说几句较正常的话，一会儿又恢复成原病态。

5. 延缓脑萎缩的“七把利剑”

(1)积极防治血管性疾病：预防脑萎缩，应积极防治某些全身性疾病，尤其是影响血管健康的疾病，如高血压、糖尿病、血脂异常、动脉硬化等，做到早发现、早诊断、早治疗，这样才能延缓和控制病情的发展。轻则调整生活方式，改善营养结构，纠正不良生活习惯；重则用药物加以控制，并坚持用药。

(2)积极参加社会活动：用进废退。经常读书看报、写写算算，有规律地运转大脑，不断促进大脑神经及感官信息运动的活跃，有利于改善脑部的血液循环，推迟脑细胞的老化，延缓脑萎缩的进程。积极参加各种社会活动，多一分社会交往就多一分身心健康，建议中老年人走向社会，多增加外出活动机会，刺激大脑皮质不断有新的兴奋点产生，从而可以延缓衰老，减慢脑功能衰退。

(3)清淡饮食保持大便通畅:便秘是心脑血管危险事件突发的最常见诱因之一,而脑中风对脑组织的损伤最为直接和严重,因此中老年人保持大便通畅非常重要。平时可多吃蔬菜水果,清淡饮食,便秘重者可配合饮用一些肠清茶、番泻叶等。此外,银杏、丹参等活血、健脑的中草药对预防脑萎缩也有一定的效果。

(4)运动娱乐要适当:脑萎缩的患者可采取适度、缓和、有氧的运动,如跳舞、登山、骑脚踏车、打球等,可以增强免疫力及身体的耐受力。一般来说,每天运动约30分钟即可。

(5)保持良好的情绪:保持心情舒畅,避免情绪激动。不良的情绪会使其病情加重,造成其他器官功能调节的障碍,使其病情加重。如果性格顽强,心胸开阔,情绪饱满,就会减轻病痛,促进免疫机制的增强,将有利于疾病的治疗和康复。乐观情绪是机体内环境稳定的基础,保持内环境稳定是脑萎缩患者自身精神治疗的宗旨。

(6)服用抗血小板凝集药:如肠溶阿司匹林(拜阿司匹林),或氯吡格雷,以预防脑梗死再次发生。若有胃或十二指肠球部溃疡则改服双嘧达莫。

(7)服用脑血管扩张药:如果目前有头昏、头晕,可服用脑血管扩张药,如脑心通、脉络宁、血栓通、银杏叶片、丹参滴丸等,以改善脑血液循环。

6. B族维生素可能是延缓大脑萎缩的药物

B族维生素是个大家族,最常见的成员有维生素B_1、维生素B_2、维生素B_3(烟酸)、维生素B_9(叶酸)、维生素B_{12}(钴胺素)等。它们在人体内可相互协作调节新陈代谢,维持皮肤和肌肉的健康,增进免疫系统和神经系统的功能,促进细胞生长和分裂。B族维生素的食物来源比较相近,主要有酵母、谷物、动物肝脏、蔬菜等。B族维生素制剂可以单独使用,也可使用它的复方制剂。B族维生素的用量与用途有关，正常情况的服用剂量，如服用维生素 B_2（每片 5 毫克），每次 1～2 片，每日 3 次。服用复合维生素 B（每片含维生素 B_1 3 毫克，维生素 B_2 1.5 毫克，维生素 B_6 0.2 毫克），一般成人每次 1～3 片，每日 3 次。

7. 脑萎缩的中医治疗

在临床上根据中医学“肾为先天之本”和“脑为髓海”肾虚则脑髓不充的原理，以益肾健脑、填髓增智为主，兼以健脾益气、活血化瘀。采用西洋参、鹿角胶、龟甲胶、紫河车、天麻、全蝎等数十种名贵中草药，经现代科学工艺精练而成系列中药方剂，具有填髓增智、健脑开窍之功效。这些中药对于改善微循环，防止脑组织缺血、萎缩，对各类老年性痴呆及小儿大脑发育不全，脑炎后遗症，难产等所致的智力低下、记忆力减退、言语迟缓、流涎、脑萎缩等症状，均有良好的疗效。

中医专家研究发现，脑萎缩的部位主要在脑，又与肝、脾、肾关系密切，七情失调是发病的一个重要原因。本症虚实夹杂，缠绵难愈。采用西医辨病中医辨证论治相结合的方法，治则补肾健脾、填精养血、益气活血、理气开郁、化痰逐瘀、开窍醒脑等，对于脑萎缩引起的记忆力减退、反应迟钝、痴呆，或抑郁、淡漠等症状具有一定的疗效。

临床药理试验证明，中药制剂可促进神经细胞的代谢和保持正常形态，促进大脑发育，维持和改善记忆思维，延缓大脑的衰老和萎缩。并可增加心脏功能，提高脑血管氧利用能力，增强大脑皮质的工作能力，使老年人的瞬间记忆得到改善，对于恢复和提高脑组织功能具有较好的作用，对提高机体免疫力，增强老年人的抗病能力，延缓衰老的进程有很好的疗效。

大多数患者服药后症状缓解，走路渐稳；失眠者能正常睡眠，体力增强，头痛、头晕、记忆力减退、眼花、肢体麻木、反应迟钝、大小便失禁、手足震颤等症状均有减轻。

(三)脑中风后抑郁症的用药

1. 脑中风患者易得抑郁症

脑中风除了因偏瘫、语言障碍对身体造成危害外，过于忧郁和焦虑也是阻碍脑中风患者神经功能及日常生活能力恢复的重要因素。医生和家属在面对脑中风后患者时，尤其要重视患者心理方面的问题。

(1)脑中风后抑郁的原因：①由于脑中风发病较急，而发病后往往留下不同程度的后遗症，患者对突如其来的生理功能障碍引起的生活不能自理难以接受，片面地夸大或缩小自己对疾病的认识，对预后产生过多的恐惧、消极、悲观、烦躁的心理反应，往往陷入绝望和担忧情绪中。②患者患病后社会活动相对减少，与社会交往贫乏，社会支持程度相对降低，自我感觉对社会贡献少，认为是累赘、负担等，易产生自卑，情绪低落等。③病灶数目、大小，近期负性事件，经济条件，家庭支持程度，患者对生活的满意度等，都与抑郁的发生有关。患者可出现情绪低落，兴趣减退，同时伴有食欲减退、嗜睡、敏感或运动迟钝、疲乏无力、无用感和负疚感、思维和注意力下降，甚至出现自杀念头等，而抑郁的发生，直接影响到患者对康复的疗效。

(2)脑中风后要查“心病”：脑中风后抑郁的主要表现为情绪低落、焦虑，常伴有躯体不适感和睡眠障碍。一般脑中风后几天出现的抑郁通常可以自动恢复，相反，脑中风后 7 周或以后起病的患者，很少有自动恢复的可能。因此，凡脑中风后以情绪低落为主要特征，持续至少 2 周，且伴有下述症状中的 4 项者，应及时做抑郁量表检查，以便及时确诊：①对日常生活丧失兴趣，无愉快感。

②精力明显减退，无原因的持续疲乏感。③精神运动性迟滞或激越。④自我评价过低，或自责、有内疚感。⑤联想困难，自觉思考能力显著下降。⑥反复出现想死念头或自杀行为。⑦失眠、早醒或睡眠过多。⑧食欲缺乏或体重明显减轻。⑨性欲明显减退。

2. 莫忽视脑中风后抑郁

脑中风后抑郁是脑中风患者发生的以抑郁为特征的情绪障碍。得了脑中风，短时间内心情自然不好，但部分患者经过适当的自我调整和心理治疗，是可以纠正的。只有当脑中风患者抑郁心境发展到一定程度，并持续一段时间，影响到自己的学习、工作和生活时，才称为脑中风后抑郁。

脑中风后抑郁主要的症状表现为情绪低落，外在的表现有兴趣下降，甚至对于自己疾病的治疗都不感兴趣，常常不配合治疗，甚至拒绝治疗。患者有“三无”（无助、无望、无意义感）“三低”（行为减少、言语减少、思维缓慢）及“三自”（自责、自罪、自杀）的表现。另外，有些患者表现为周身不适，如头晕、心慌、疼痛等；有的表现为严重的睡眠障碍；有的可以有食欲及性欲的改变；有时患者的躯体不适常常掩盖了内心的情绪低落症状，值得家属注意。

研究结果表明，抑郁将使脑中风患者主动康复的愿望明显降低，以致延缓神经功能的康复，延缓了语言、运动、行走能力的恢复；同时也给患者的家庭关系、社交关系带来了负面影响。另外，由于卧床时间的增加，容易继发压疮、肺炎等并发症，增加了治疗和护理的难度。因此，积极合理的治疗非常有必要。抗抑郁药物治疗是目前治疗脑中风后抑郁的主要手段，而神经功能的康复治疗及心理治疗也有帮助。

3. 脑中风后抑郁症的药物治疗

脑中风后抑郁会对患者的生理和社会功能产生不良影响。对于脑中风患者来说，首先要坚持躯体治疗，针对脑中风的治疗不能放松，包括康复治疗、针灸治疗、中医治疗等。如果发现患者有抑郁症，应及时采取针对性治疗，可从两方面着手：一是心理及社会综合治疗，加强对患者的心理支持，家人平时多与患者沟通、交流，谈话时要维护其自尊心，一些不适合患者听到的话语要避开患者，多鼓励他们参加集体活动；如需要的话，可以接受心理医生的心理治疗。二是药物治疗，这要根据患者的情况，请专业医生应用抗抑郁药进行治疗。

脑中风后抑郁症的治疗与其他症状性抑郁症的治疗原则相同，均是以心理疗法与药物疗法相结合为基本方法。研究结果表明，给予适宜的抗抑郁药不仅可以改善抑郁情绪，而且可以促进患者肢体功能和日常生活能力的恢复，所以不可轻视药物治疗的重要性。

目前，抗抑郁药品种较多，不良反应少，疗效肯定的抗抑郁药物有 3 类，包括单胺氧化酶抑制药、三环类抗抑郁药和新型抗抑郁药。前两类多属于第一代抗抑郁药物，因其具有抗胆碱和心血管的不良反应，所以不宜作为脑中风后抑郁症的首选药物。目前，常用的主要有 5 种：氟西汀（百忧解）、帕罗西汀（赛乐特）、舍曲林（左洛复）、氟伏沙明（兰释）和西酞普兰（喜普妙），被誉为抗抑郁药的“五朵金花”。

新型抗抑郁药也就是第二代抗抑郁药，包括选择性 5-羟色胺再摄取抑制药，常用药物有氟西汀、帕罗西汀、舍曲林等；还有选择性单胺氧化酶抑制药，常用药物有米氮平和吗氯贝胺。这两类药物均具有改善患者注意力不集中、睡眠障碍、容易疲劳等抑郁症状的作用；不良反应少，安全系数高，并且每日只服 1 次。其中，5-羟色胺再摄取抑制药适用于不同程度的抑郁症状患者，应用广泛，是基础药物；选择性单胺氧化酶抑制药一般用于伴有焦虑的老年患者。抗抑郁药的应用需要保持一个比较长的时间，以 6～12 个月较为合适，以后逐渐撤掉。另外，常用的氟西汀、帕罗西汀、西酞普兰等选择性 5-羟色胺再摄取药及文法新、米氮平等均可选用。

4. 脑中风后抑郁症的心理调治

脑中风后抑郁症，早在《内经》中就有记载，后世医家在《内经》理论基础上，创立了舒肝、柔肝、和肝、养肝等不同的治疗“郁证”的方法，常用方有逍遥散、甘麦大枣汤、百合地黄汤等。

当然，药物是治疗“郁证”的一种有效手段，但在脑中风发生后处于急性心理应激状态的患者，还面临着许多心理、社会问题，这时的人并不是单纯的生物体，而是身心均需要帮助和医治的社会人，这就需要通过心理访谈，与患者建立融洽的医患关系，有效收集患者的感知觉、注意力、记忆、智力，以及思维、情绪情感、个性倾向、人际态度等资料，及早介入合适的心理康复治疗，来对患者的心理特征、心理状态及心理障碍的性质和程度进行科学的诊断。对脑中风后抑郁症患者，灵活应用中药辨证施治，并结合心理疏导，纠正患者不合理的认知模式，建立治疗信心，并加强对患者家属的心理干预，减少患者与家属间的不良心理互动，对脑中风患者的康复和脑中风后抑郁症的防治有良好的效果。

5. 不宜单纯依赖药物

在抑郁症的治疗过程中，药物是治疗不可缺少的关键措施，药物治疗发挥着重要而积极的作用，但是这并不代表患者就可以单纯依靠药物来治疗，因此忽视了生活和心理的治疗。针对抑郁症的治疗措施应当采用生活、心理和药物三者共同展开，这样才能取得事半功倍的良好效果。

生活具有规律性，按时作息、进餐，安排好运动、娱乐时间，避免整天待在家中将自己“封闭”起来。调整心态，使生活充满情趣，既可增强治病的信心，又可提高生活质量。

(四)脑中风后癫痫的用药

1. 脑中风与癫痫的关系

脑中风是老年人癫痫最常见的病因,脑中风的急性期和后遗症期都可以引起癫痫发作。有的脑中风患者以癫痫发作为首发症状。目前,人们把在脑中风的同时或脑中风后2周内发生的癫痫称为脑中风后早发性癫痫。有的脑中风患者经过治疗已经好转,留下不同程度的偏瘫、说话不清等后遗症,或者无明显后遗症。发病后3年内才发生癫痫,经检查没有引起癫痫的其他病因,通常把这种脑中风2周后发生的癫痫称为脑中风后迟发性癫痫。

脑中风后并发症较多,有3%～5%的患者于急性期伴癫痫发作。发作类型以部分性和全身性发作为主。一般来说,脑出血主要为部分性发作,而脑梗死主要是全身性发作。脑中风后癫痫发作预示病情较重,因为导致癫痫发作的可能机制如下:①脑水肿、急性颅内高压影响神经元的正常生理活动,引起痫性放电而致发作。②有严重水、电解质平衡紊乱,使得颅内电离子异常而引起痫性放电。③脑中风后有脑血管痉挛、神经元缺血缺氧引起钠泵衰竭,使神经细胞膜过度除极化而致痫性放电。病情重,加之癫痫发作会加重脑部缺氧,必将进一步导致脑水肿,甚至引起脑疝,因而死亡率增加。

脑中风后癫痫的发作类型最常见的是大发作和局限性发作,也有以癫痫持续状态出现者。一般来说,出血性脑中风大发作多见;缺血性脑中风以局限性发作多见。癫痫的发生与病变的部位有密切关系。脑叶出血、蛛网膜下隙出血和大脑皮质的梗死,发生癫痫的较多。而脑深部和脑干的病变一般不引起癫痫发作。脑中风急性期并发癫痫者预后较差,死亡率高;蛛网膜下隙出血并发癫痫者预后差的更明显，死亡率更高；脑中风并发癫痫持续状态者预后更差，死亡率很高。

脑中风引起癫痫发作的机制是比较复杂的。脑出血和缺血的急性期都直接或间接的波及大脑皮质或引起脑水肿，导致癫痫发作。如出血激发广泛的脑血管痉挛、脑组织缺血缺氧、脑水肿、颅内血肿、颅压升高。缺血性脑中风使动脉阻塞造成脑局部缺血缺氧，继发脑的水肿、软化和坏死。脑中风的后期主要由于胶质增生、瘢痕形成、脑萎缩、代谢紊乱、脑供血减少等因素引起癫痫发作。

2. 脑中风后要防癫痫

临床上无论是缺血性脑中风还是出血性脑中风后都可发生癫痫，其总发生率约10%，脑出血后癫痫比缺血性梗死后癫痫多见。这类继发性癫痫多首发于脑中风后的2周左右，称为早发性癫痫。它亦可首发于脑中风后的1个月后，称为迟发性癫痫。若不及时药物治疗控制，则可不定期的发作。脑中风后并发癫痫不是个好兆头，早期防治是关键。从预防角度出发，着重在于脑中风早期要针对诱促癫痫发作的可能机制及时处理。也就是尽早控制脑水肿，应用脱水药防止颅内高压，同时注意纠正水、电解质紊乱和给予能量合剂等，这些措施有利于阻止脑组织癫痫性放电，对脑有保护作用。

(1)注意合理用药：由于患者往往同时患有几种病或多种症状，本来医生开的药物已有多种，亲友或家属不要自行再加用其他药物。过多、过乱的应用药物，对胃、肝、肾或造血系统有可能产生不良反应，不但不能加快恢复，反而可引起其他问题。

(2)注意康复期护理：包括心理护理、基础护理，保证患者基本的生活需要；做好特种护理，视具体患者、病情施护，如对鼻饲管、尿管、压疮的护理等。

(3)保证营养和入量适当:因脑中风患者常伴失语,不能正确表达意愿,或有呛咳、咽下困难,不能保证进食,入量常有不足或过多,家属应予足够重视。

(4)做好家庭康复:康复期一般是在家庭度过的,家属应了解如何做好家庭康复。这一时期药物已不是主要疗法。

(5)心理护理:在康复期有部分患者表现出悲观、失望、精神抑郁。因此,要多鼓励患者树立战胜疾病的信心,要身残志不残、身残也要志坚;要实事求是地对待自己的疾病和功能,力争取得良好的预后。要与医护人员、家庭配合好,提高共同战胜疾病的信心。

3. 口服抗癫痫药物有哪些

口服抗癫痫西药主要有:卡马西平(得理多)、丙戊酸(德巴金)、苯妥英钠(大仑丁)、苯巴比妥(鲁米那)、扑痫酮(麦苏林)、地西泮(安定)、氯硝西泮(氯硝基安定)、硝西泮(硝基安定)、拉莫三嗪(利必通)、托吡酯(妥泰)、奥卡西平(曲莱)、左乙拉西坦(开浦兰)、加巴喷丁(派汀)。其中前 8 种药物属于传统的抗癫痫药物(老药),后 5 种为新型抗癫痫药物(新药)。

口服抗癫痫中成药制剂有:癫痫平片(含有石菖蒲、僵蚕、全蝎、蜈蚣、生石膏、白芍、煅磁石、煅牡蛎、猪牙皂、柴胡、硼砂)、羚羊角胶囊(含有羚羊角、牛蒡子、淡豆豉、金银花、荆芥、连翘、淡竹叶、桔梗、薄荷素油、甘草)、细辛脑片(每片含细辛脑 30 毫克,每盒 24 片)、癫痫宁片(含有马蹄香、石菖蒲、钩藤、牵牛子、千金子、缬草、甘松、蒲荷脑)、癫痫康胶囊(含有天麻、石菖蒲、僵蚕、胆南星、川贝母、丹参、远志、全蝎、麦冬、淡竹叶、生姜、琥珀、人参、冰片、人工牛黄)。

4. 宜按癫痫发作类型选择药物

癫痫发作有很多类型,发作类型的确定涉及药物的选择及病因检查两方面。临床上常见对发作类型误判而错选药物。例如，复杂部分性发作常以短暂意识障碍为主要表现，特别在杏仁核有病灶时可见有不动性凝视发作，表现为正在活动着的动作突然停止、眼裂开大、双目瞪视前方、对周围环境毫无反应，伴肢体和躯干的活动完全停止或肌张力增高，这种发作常被误诊为失神发作而给予乙琥胺，结果加重了病情。

相反，因未能正确认识失神发作而误诊为短暂部分性发作，错用卡马西平或苯妥英钠治疗者也不鲜见。又如，青少年肌阵挛癫痫发作时的肌阵挛常出现于一侧，因此被误诊为局灶性起源的阵挛性发作，结果用了卡马西平、苯妥英钠 或新的选择性 γ-氨基丁酸(GABA)等药物加巴喷丁、噻加宾及氨己烯酸治疗。一些额叶癫痫的部分性发作被误诊为非癫痫性精神发作，从而延误了治疗。